一般社団法人日本高次脳機能学会
教育・研修委員会 編

言語の認知神経心理学

Cognitive Neuropsychology of Language

株式会社 新興医学出版社

Cognitive Neuropsychology of Language

Committee on Education and Training,

Japan Society for Higher Brain Function

©First edition, 2025 published by
SHINKOH IGAKU SHUPPAN CO., LTD TOKYO.
Printed & bound in Japan

企画・編集

一般社団法人日本高次脳機能学会　教育・研修委員会

執筆者一覧（執筆順，＊：編集代表）

	辰巳　　格	NPO法人LD・Dyslexiaセンター　研究顧問
	三盃　亜美	筑波大学人間系　助教
	日野　泰志	早稲田大学文学学術院　教授
	松田　　実	清山会医療福祉グループ　顧問，いずみの杜診療所
	近藤　公久	工学院大学情報学部情報デザイン学科　教授
	玉岡賀津雄	上海大学外国語学院　教授，名古屋大学大学院人文学研究科　名誉教授
＊	種村　　純	びわこリハビリテーション専門職大学リハビリテーション学部言語聴覚療法学科　学科長，教授
	伊集院睦雄	県立広島大学保健福祉学部保健福祉学科コミュニケーション障害学コース　教授
	宇野　　彰	NPO法人LD・Dyslexiaセンター　理事長
	渡辺　眞澄	県立広島大学保健福祉学部保健福祉学科コミュニケーション障害学コース　教授
	吉田　　敬	愛知淑徳大学健康医療科学部　教授
	長塚　紀子	元　上智大学大学院言語聴覚研究コース
	新貝　尚子	NTT東日本関東病院リハビリテーション医療部
	橋本　幸成	目白大学保健医療学部言語聴覚学科　講師
	春原　則子	目白大学保健医療学部言語聴覚学科　教授，NPO法人LD・Dyslexiaセンター
	石井　由起	杏林大学保健学部リハビリテーション学科言語聴覚療法学専攻　准教授

序　文

　言語情報処理のモデルが提唱され，モデルに基づいて深層失読と表層失読の区分が提唱されてから半世紀を経た。わが国でも失読失書および失語症の認知神経心理学的分析が発表されるようになって40年以上が経過した。そのような中，日本高次脳機能障害学会（現 日本高次脳機能学会）のサテライトセミナーでは，言語の認知神経心理学を振り返り，現時点でその意義を評価することをテーマとして選び，その後さらに新たな執筆者にもお願いして本書の出版に至ることができた。

　認知神経心理学の方法を用いることで言語症状の分析が詳細になり，認知心理学の理論に基づいて障害の理論的分析が行われるようになった。先の深層失読と表層失読の区分を例に挙げれば，その背景には視覚−意味的処理と音韻処理の相違が仮定されていた。認知神経心理学的モデルは古典的失語症候群や失語症検査成績の理論的分析を可能にし，言語訓練に仮説演繹的な展開をもたらした。古典的失語症候群は臨床解剖学的モデルであり，臨床症状の組み合わせによって分類され，失語症検査における聴く，話す，読む，書くの言語モダリティ別の検査成績によっては分類できない。認知神経心理学的モデルは臨床症状の背景にある言語機能を明らかにすることができ，また言語モダリティ別の言語成績を説明することができる。この点で，失語症の症候学と失語症検査，さらに言語訓練の関連性を理論的に明らかにすることができ，失語症リハビリテーションの学問的発展に大きく寄与した。本書の各章にこれらの具体的展開が紹介されている。

　第Ⅰ部は理論的観点と分析法に関して，古典的アプローチとコネクショニスト・アプローチ，神経心理学および認知心理学との関係について取り上げた。また，分析法に関して語彙特性の利用法と語彙性判断にかかわる統計的分析法が紹介されている。第Ⅱ部は失語症，失読失書および発達性読み書き障害に関

する認知神経心理学的理論の発展，SALA失語症検査による言語症状の分析法を紹介した。第Ⅲ部では認知神経心理学の立場から言語訓練法を取り上げ，失語症，失読失書，発達性読み書き障害とともにsemantic feature analysisを紹介した。執筆者にはわが国の認知神経心理学の発展を担ってきた先生方にお願いすることができた。本書はわが国における斯界の記念碑的出版の一つとなるのではないか，と考える次第である。

　本書が言語障害の認知神経心理学的分析と介入に利用されることを願っている。本分野の用語が特殊であるが，新興医学出版社編集部宮澤　咲氏と，林峰子社長の極めて丁寧な編集で読みやすくしていただいた。ここに記して感謝申し上げる。

びわこリハビリテーション専門職大学　教授
種村　純

目　次

■序文 ……………………………………………………………… 種村　純

Chapter 1　理論的観点と方法
1. 認知神経心理学とその発展 ……………………………… 辰巳　格　9
2. モジュール型モデルを仮定する従来のアプローチと
　 コネクショニスト・アプローチ ………………………… 三盃　亜美　51
3. 認知心理学との関係 ……………………………………… 日野　泰志　61
4. 神経心理学との関係 ……………………………………… 松田　実　72

コラム　意味失語について …………………………………… 松田　実　85

5. 刺激選択法：語彙特性，データベース，利用法 ……… 近藤　公久　87
6. 分析法：線形混合効果モデル …………………………… 玉岡賀津雄　98

Chapter 2　各種神経心理症状の認知神経心理学的分析
1. 失語症 …………………………………………………… 種村　純　111
2. 読みの障害 ……………………………………………… 伊集院睦雄　123
3. 発達性読み書き障害（発達性dyslexia）……………… 宇野　彰　144
4. 文と動詞の認知神経心理学 …………………………… 渡辺　眞澄　155

Topics　認知神経心理学的評価法―SALA失語症検査― …… 吉田　敬, 長塚　紀子　180

Chapter 3　認知神経心理学的アプローチによる言語訓練
1. 失語症 …………………………………………………… 新貝　尚子　190
2. 失読と失書のセラピー ………………………………… 橋本　幸成　206
3. 発達性ディスレクシアの読み書きに対する
　 認知神経心理学的指導 ………………………………… 春原　則子　220

Topics　Semantic Feature Analysis Treatment ……… 石井　由起　229

■索引 …………………………………………………………………………… 239

Chapter 1 理論的観点と方法

1 認知神経心理学とその発展

LD・Dyslexia センター　辰巳　格

臨床に役立つ ワンポイントアドバイス

　古典的な認知神経心理学では，読みや文法などの規則処理を排他的に行うモジュールを仮定し，規則外の処理はレキシコンが担うと考え，健常な言語機能の解明を試みる。動詞活用の「語と規則理論」，読みの「DRCモデル」などがある。生成文法の影響と思われる。

　一方でニューロン様の処理素子を多数配した人工ニューラル・ネットワークを作り，学習を通して読み，動詞活用，意味などの知識が素子間の結合強度で表されるとする「コネクショニズム」がある。構造は単純だが多くの事象を説明でき脳研究との相性も良い。本稿ではこの立場から動詞活用，単語の読み，意味処理／制御の研究を概観し，そのメカニズムや障害について述べる。

　単語処理の健常／障害プロセスが把握されれば，即座に訓練法がわかるわけではない。両者の間には距離がある。一般に機能障害が軽度ならその機能の修復を，重度なら他の機能による代替を目指すように思われるが，どうなのだろうか。臨床家に教えを請うしかない。

Key word

拡大版認知神経心理学：認知神経心理学には50年以上の歴史があり，主に単一症例研究に基づき数々の選択的な認知障害を見出し，箱と矢印で表した認知モデルにより障害メカニズムを説明し成果を上げてきた。しかし最近はその枠組みに窮屈さも感じられる。本稿では枠を拡げ，コネクショニズムや認知神経科学領域にも足を踏み入れる。

失　　読：純粋失読，深層失読，音韻失読，表層失読などがあるが，コネクショニズムを含む「拡大版」の観点から失読を俯瞰する。また読みのプロセスと，動詞活用，すなわち動詞の過去形生成プロセスには類似性があり，それについても述べる。

意味認知：意味には，少なくともモダリティ特異的な意味と，モダリティ横断的な意味がある。ハブとスポーク理論はそれらの意味を統合する意味認知のモデルである。

意味記憶障害：左右側頭葉前部（ATL）は，モダリティ特異的な意味情報が収束しそれらが統合される領域と考えられているが，その役割，特性が，意味（性）認知症，単純ヘルペス脳炎，側頭葉てんかんなどの症例の研究から明らかになってきた。

意味のコントロール：意味にはいろいろな側面がある。意味のどの側面に焦点をあてるかを状況に応じて変える機能が意味のコントロールである。これが障害を受けると，道具名を列挙するといった課題で，ノコギリ，ハサミ，櫛，髪，シャンプー，お風呂…のような語が挙げられたりする。この場合，意味的連想は働いているので意味自体の障害というより，意味のコントロールに問題があると考えられる。

> **意味失語**：Head, Luriaが見出し，命名した。意味自体の障害というより，意味のコントロールの障害が前景に立つ失語症状，ないし失語症例のこと。

1. 認知神経心理学から拡大版認知神経心理学へ

「認知神経心理学」とは？ と問われ，即答できるかというとはなはだ心許ない。認知神経心理学という語の主要部（head）が「神経心理学」とすれば，認知神経心理学は神経心理学の一分野なのだろうか。さらに「神経心理学」の主要部が「心理学」なら神経心理学は心理学の一分野なのか。しかし，神経心理学系の学会の発表を聞いて，心理学の一分野と感じる人は少ないように思う。

ロゴジェン・モデルの提案者Mortonによれば，Broca, Wernicke, Lichtheimのあとの19〜20世紀の初頭にかけて，諸家がいろいろな脳機能の図式を提案したが，Headによってダイアグラム・メーカーと批判され消えていったという。それでもnon-brain basedの認知モデルの構築には意味があるとした。ただし先人と同じ轍を踏まないためには認知機能のモデルを提案するだけではなく，モデルの妥当性を相互に検討し合うべきだと述べている[1]。Mortonはダイアグラム・メーカーの再来といった批判を受けたのだろうか。

認知神経心理学の代表人物のひとり，Coltheartは，認知神経心理学は「認知心理学」の一分野としている。認知心理学が主に健常者を対象に認知機能の解明をめざすのに対して，認知神経心理学は脳損傷により認知機能に障害を受けた人を対象に，損傷を受ける前の認知機能の解明をめざすとある[2]。この見方は定着しているように見受けられる。認知神経心理学の研究者は，バックグラウンドが心理学の人が多いようだ。障害を意味する「神経」を「認知心理学」の語頭ではなく語中に挿入したのだろう。

Coltheartは，自らをultra cognitive neuropsychologistと称し，脳に損傷を受けた人を対象に，こころの情報処理システムについての研究は行うが，脳についての研究は行わないという。脳を研究するのは，「認

知神経科学」だとし，認知的脳イメージング研究を，新手の「色刷り骨相学」と書いている[2]。確かにultraである。

これに対してPattersonらは，認知神経心理学は認知神経科学の一分野としたうえで，認知神経心理学を痛烈に批判している[3]。意外である。彼らによると，古典的ないし主流派の認知神経心理学は，この3, 40年の間，きわめて興味深い認知機能の選択的障害の一覧を示すことができたが，脳における認知機能の遂行に関する理解が深まることはほとんどなかった。その原因は，単一症例にもとづく研究手法，二重乖離の重視，そして「箱と矢印」からなるモデルの作成が目的で，モデルの働きについては問わなかったことにあるとする。

例えば具象語の理解は問題ないが抽象語の理解が悪い症例と，その逆のパタンを示す症例がいたとする。これはいわゆる二重乖離であり，具象語と抽象語を処理する2つの独立のモジュールが存在する証拠ともされる。たとえ大多数の症例で抽象語と具象語の成績が比例していても，である。その場合には2つモジュールが脳の近いところにあるため，同時に障害を受けやすいと解釈されたりする。モジュールの処理機能は研究者が考えたものであり，それ以上の探求はしない[3]。

Pattersonらは，単一症例だけではなく，多くの症例からのデータを収集するケース・シリーズ（症例集積）研究，コンピュータや画像技術の著しい進歩にあわせ，シミュレーション研究や，健常者に対する脳イメージング研究へと発展させることが重要とする[3]。要求水準が高い。余談だがfMRIを使う研究は高くつく。3テスラのMRIが普及してからはクルマが買えるくらいの費用がかかる。科研費の基盤研究Cでは心許ない。知り合いの研究者は，使用料が安い1.5テスラのMRIを求めてロンドンの大学で実験を行っていた。ロンドンなら日本人も多く実験協力者に苦労はしないだろう。脱線したが，Pattersonらは単一症例研究すべてを否定している訳ではなく，得られた結果をいきなり一般化するなと警鐘を鳴らしているようだ。

単一症例研究では，認知機能には個人差がなく一様であって，たとえ1人であっても「純粋」症例の結果から導かれた機能モデルは，すべて

の人にあてはまるとの前提がある。Pattersonらによれば，こうした考えの底流には，ChomskyやFodorの影響があるとする[3]。Chomskyは脳には言語だけを処理する領域特異的（domain specific）な装置が生得的に備わっているとする。腕は学習せずとも長くなり，また学ばずとも思春期に達する。つまりそのようにできている。それと同じように誰にも共通の言語処理装置が生得的に備わっている。それゆえ誰もが同じ文法を獲得する。学習により言語が獲得されるとする考えでは説明できないとする。Fodorは，生得的に特定の処理機能だけを担うものを「モジュール」と呼び，他の認知機能やモジュールからは独立であり影響を受けないとする。これを「モジュール性（modularity）」という。

　読みは教育により獲得される後天的なスキルであるが，認知神経心理学的な単一症例研究では，読み能力には個人差がなく一様だと暗黙裏に仮定する。そうでなければ話が始まらない。しかし個人差は厳然として存在する。Strainらは，健常大学生を対象に，単語音読課題と，読み課題を含まない音韻スキル課題を実施している[4]。低音韻スキル群は全般に反応時間（reaction time：RT）が長い。規則性効果がなく，強い心像性効果を示す。音韻スキルが低い人は，文字→音韻変換が非効率的なため読みは遅く，綴りの規則性の恩恵を受けにくい。心像性効果は意味依存の高さを表している。一方，高音韻スキル群は全般にRTが短く，心像性効果，規則性効果，交互作用があった。規則語は文字→音韻変換の効率が良く規則性が高いほど恩恵を受けるので，読みが早くなり規則性効果が出る。しかし変換効率の低い不規則語は意味への依存度が高まるのでRTが長くなり交互作用が出現する[4]。このように読み能力には個人差がある。ケース・シリーズ研究や，個人差に関するシミュレーション研究が必要な所以である。

　Coltheartは，Pattersonらに反論している。『Cognitive Neuropsychology』誌から10編の論文の内容を分析するなどして，認知神経心理学は，こころの機能の構造を研究する分野であると繰り返している[5]。それゆえ認知神経心理学が上述のような研究手法，目的が原因で，他の研究分野から孤立し，認知神経心理学は成功したとはいえない，との批判はあ

たらないとする。さらに認知神経心理学が認知神経科学の一分野というなら，認知神経心理学者は，認知神経科学者ということになり，1970〜1980年代の認知神経心理学黎明期のMarshall（深層失読，表層失読の命名者）やMortonもその時代にすでに認知神経科学者だったのかと書いている[5]。

　Plautらは手短に反論している[6]。大人の対応である。

　Coltheartと，Pattersonらでは評価が異なるが，認知神経心理学が二重乖離を示す単一症例を中心に据えた研究を行い，箱と矢印でこころの認知機能のモデル構築をめざす分野ということでは一致しているようである。それを伝統的ないし古典的認知神経心理学とすると，その始まりは読みに関するMarshallらの深層失読と読みのモデルの提示[7,8]，およびMortonの読む，聞く，話す，書くに関するロゴジェン・モデルの研究であろう[9,10]。さらにそれらの発展型で読みに特化した二重経路カスケード（dual route cascaded：DRC）モデルが続く[11]。しかし，話題を古典的な箱・矢印タイプの研究だけに限定すると，コネクショニズムや，近年，著しく発展している「色刷り骨相学」などは省かれ，興味は半減する。また垣根の議論に本質的な意味があるとも思えないので，ここでは伝統的な認知神経心理学の枠を越えて，「認知神経科学」分野のトピックにも目を向ける。

2. 動詞活用

❶ 英語の動詞活用

　Rumelhartらは，4層だが学習は中央の2層だけで行われるニューラル・ネットワークに英語の動詞活用を行わせた[12]。ネットワークはニューロンもどきの処理ユニットで構成され，ユニット同士をつなぐ線は樹状突起と軸索（シナプス結合）と見なすことができる。入力は動詞の基本形で，過去形が出力される。正しい活用のためには学習が必要で，線の重み（シナプス結合の強さ）をある一定の方式で少しずつ変えていく。学習に際しては，動詞の頻度つまり経験量が考慮される。英語の主

要動詞の86％は規則動詞であり，残りは不規則動詞である[13]。学習により圧倒的多数派の規則動詞（HELP→helped）のみならず，不規則動詞も活用可能になった（KEEP→kept，SLEEP→slept）。

　入力–出力間を，たくさんのニューロン様の素子で構成されたネットワークでつないだものを認知機能のモデルと考え，その性質を調べる立場を「コネクショニズム」という。

　これに対してPinkerらは伝統的立場からコネクショニズムに異を唱えている[14]。言語には文法規則とレキシコン（心的辞書）があり，文はレキシコンの動詞の項構造にもとづき，規則に従って語をあてはめて作られる。同様に，語，形態素レベルでも文法規則があり，規則動詞の過去形は規則に従い生成される。英語の規則動詞の過去形生成では動詞の語幹Xに過去形を示す形態素を付与する。

$$X \rightarrow X + \text{suffix}(\text{-ed})$$

　不規則動詞は語幹–過去形のペアがレキシコンにリスト・アップされており，レキシコンを検索して過去形が生成される[14,15]。規則処理と不規則処理が別個に行われるので「二重機構モデル」という。

　動詞活用のコネクショニスト・モデルは，その後，図1に示すものが提案された[16]。楕円はたくさんの処理ユニットが集まった層で，層内の各ユニットは隣の層の全ユニットと結ばれている。ネットワークの入力音韻層に動詞の基本形が入力されると，中間層を介して，出力音韻層へ直接向かう処理と，中間層から意味層を介して中間層に戻り，出力音韻層に至る処理が同時に進行する。意味層には動詞の時制を指定するユニットがある。規則，不規則動詞とも同じ処理を受けるので「単一機構モデル」という。図1に示すように，ニューラル・ネット（ワーク）の楕円は一般に「層」と呼ばれる。音韻層や意味層にあるユニット全体の活性パタンは語の音韻表象や意味表象を表すため，層を表象と記すことも多い（図2も参照のこと）。

　コネクショニストは，不規則動詞は完全に不規則ではなく，準規則的（quasi-regular）とする[17,18]。まず語頭の音韻は活用後も変わらない。

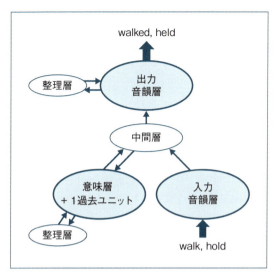

図1 ▶ 動詞活用のニューラルネットワーク
(Joanisse MF, Seidenberg MS : Impairments in verb morphology after brain injury : a connectionist model. Proc Natl Acad Sci U S A, 96 : 7592-7597, 1999.[16] より引用)

語末に着目すると，非常に高頻度のhave，makeは語末の子音が/d/に変わってhad, madeとなり，規則活用に似る。また，rhymeが[註1] /-i:p/のkeep, leap, sleep, weepや，say, do, tell, sellなどの動詞も規則動詞と同じく/t/, /d/が付加され，同時に母音が変わる。単複同形の28動詞cut, hitなどはいずれも/d/か/t/で終わり，smell, dwellなどでは/t/を付加するなどの規則性がみられる。まったく不規則な動詞はbe, go (forego, undergoを含む) のみである[17, 18]。英語の動詞は規則，不規則にきれいに二分されるのではなく，段階的に変化する。このため二重機構モデルより単一機構モデルとの相性が良いようにみえる。

> **註1　rhyme（韻）**
> 英語の音節構造は，Cを子音列，Vを母音列とするとCVCとなることが多い。cat, scriptを例にとると，最初のC (/k, skr/) が頭子音onset, VC (/æt, ipt/) が韻，さらにV (/æ, i/) を核nuclear，最後のC (/t, pt/) を尾子音codaという。まれにCV (/kæ, skri/) をbodyということがあるようだが，文字で書かれた単語のbodyと紛らわしいので，注意を要する。

最近,Woollamsらは,動詞基本形を文字呈示し過去形に変換する課題と,動作絵を呈示し意味から過去形を言う意味課題,およびニューラルネットによるシミュレーションを行い,意味課題では頻度効果も規則性効果も消えることを示している[19]。基本形から過去形を生成する課題は不自然なのかもしれない。

　Woollamsらは活用一貫性をJaredの読みの研究[20,21]にならい数値化している。rhymeが/-ink/であるdrinkを例にとると,活用形が同じ「友達」(friend)と,異なる「敵」(enemy)がいて,その数は,

不規則の友(自分を含む)4:drink-drank, shrink-shrank, sink-sank, stink-stank

不規則の敵2:think-thought, slink-slunk

規則の敵9:blink-blinked, chink-chinked, …wink-winked

となる。

タイプ一貫性値=自分と友の数/(自分と友の数+敵の数)

と定義され,drinkについては,

タイプ一貫性値= 4/(4+(2+9))= 0.27

となる。このほか友達と敵の各動詞の頻度からトークン一貫性値についても計算している[19]。近年,統制すべき刺激属性が頻度,心像性,親密度,一貫性,表記妥当性など多様化している[22〜24]。慣れないとウンザリするが,結果を大きく左右するので無視できない。刺激属性を無視すると結果の解釈が時に難しくなる。

　動詞活用の研究は主に英語を含む印欧語に関して行われてきた。英語は屈折語(inflectional language)に分類される。規則動詞が86%と圧倒的に多く屈折(活用)は単純とされる。しかし上述の/-ink/動詞の例などをみるとそう単純ではない[17,18]。

　Seidenbergは,英語の規則動詞の活用は,敵のいない規則動詞で早く,wink (-winked)のように不規則活用の敵(drink, think)がいると遅くなり,また敵の数が多いほど遅くなることを示している。この現象を二重機構モデルで説明することは難しそうにみえる[25]。

❷ 日本語の動詞活用

　日本語は膠着語（agglutinative language）であり，動詞，形容詞，判定詞などの述語に使役，受身，可能，丁寧，時制などを表す形態素が続く。活用は述語や後続形態素により異なり，規則的ではあるが種類が多い。そればかりか述語に複数の形態素が連なる（例：/tabe-sase-rare-mas-eN-desi-ta/: 動詞-使役-可能-丁寧-否定-丁寧-過去）。

　日本語の動詞は，基本語尾，つまり非過去，否定，丁寧などを表す形態素が後続する場合の活用パタンにもとづき，一段，五段動詞に二分される[26]。一方，タ系語尾，つまり過去形などの活用は，一段動詞に関しては規則的で，過去形は非過去の語末拍「る」を「た」に置き換える（食べる→食べた）。これに対して五段動詞は群としてのまとまりが崩れ，語末拍により細分化する。例えば，消す→消した，書く→書いた，嚙む→嚙んだ，切る→切った，などとなり，「た」または有声化して「だ」で終わる[26]。「る」で終わる動詞には五段動詞と一段動詞のほか，不規則動詞の「する」「来る」がある。これらは活用が異なるため（切る→切った；着る→着た；した，来た），「る」で終わる動詞は活用が一貫しない。なお，「する」「来る」は一般に不規則動詞とされるが，活用後も語頭子音は同じままで，語末に丁寧，過去を表す「ます」「た」などの形態素が付加されることを考えると（suru→simasu, sita；kuru→kimasu, kita），不規則というより，むしろ準規則的である。五段動詞（例，貸す）は，基本語尾（例，-ます），タ系語尾（例，過去形）とも活用後には一段動詞（例，着る）より1拍長くなる（貸す/着る→貸します/着ます，貸した/着た）。

　膠着語には，ハンガリー語，フィンランド語，トルコ語，モンゴル語，朝鮮語などがある。膠着語の活用は一般に規則的である。膠着語の動詞活用研究はそう多くない。Nemethらは，日本語や朝鮮語の活用は規則的で，語幹の変化を伴う不規則活用が少ないため，研究対象はデフォルトの活用規則の探索くらいに限られるとする。しかしハンガリー語には動詞と名詞に規則/不規則活用があって，英語同様に規則活用の反応時間が短く，二重機構モデルは膠着語にも適用可能としている[27]。ただし活用一貫性を考慮していない。

日本語を含む動詞活用の研究については，「Chapter 2. 4. 文と動詞の認知神経心理学」に詳しい[28]。

3. 単語の音読

伝統的な認知神経心理学発祥の契機となったのは単語音読の障害に関する研究であろう。Marshallらは，脳に損傷を受け（銃創），CITY → town のような意味的錯読を示す症例を提示し，深層失読と名付けた。その症状から健常な音読プロセスを表す箱と矢印からなる機能モデルを構築し，深層失読発現のメカニズムを説明した[7, 8]。このモデルには非語処理経路がない[29]。少し遅れてMortonは健常者を対象とした実験にもとづきロゴジェン・モデルを提案している[9, 10]。これには文字単語処理のみならず音声単語処理，および非語処理経路も含まれる。この2つのモデルは類似している。その後，Marshallらが編者となり『Deep Dyslexia』[30]および『Surface Dyslexia』が出版された[31]。箱と矢印モデルの全盛期である。当時は記述的であった読みのモデルは，後にDRCモデルに発展し，一部についてはプログラムを書いてコンピュータ上で走らせ，健常例や脳損傷例の音読や語彙判断能力をシミュレートしている[11]。

現在，主要な読みモデルには，DRCモデルとコネクショニスト・モデルの少なくとも2系統がある。DRCモデルは箱と矢印タイプ系統のモデルであり，規則にもとづき文字列→音韻変換を行うGPC規則処理部と，実在語の文字表象，音韻表象などの語彙情報から語の読みを計算するレキシコン・意味処理部からなる。動詞の場合と同様に規則とレキシコンを仮定する二重機構モデルであり[11]，この立場を伝統派と呼ぶことにする。読みは，文理解・生成や動詞活用とは異なり，教育なしには獲得されない後天的能力である。DRCモデルのレキシコンにはすべての単語がリスト・アップされている[11]。動詞の「語と規則理論」のレキシコンには原則として規則で扱えない不規則動詞だけがリスト・アップされていて，2経路の処理が早いほうが勝つ競馬モデルだが[14]，DRCモデルは

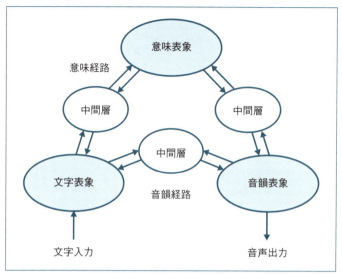

図2 ▶ 音読のコネクショニスト・モデル[32, 33]
（文献32，33をもとに著者作成）

異なる。

　音読のコネクショニスト・モデルを図2に示す[32, 33]。伝統派は読み（や活用）の規則とレキシコンが存在しているところから出発する。コネクショニストは単語の文字/音韻/意味表象の相互作用にもとづき読み（や活用）を学習するところから始まる。単語を提示すると文字表象から音韻表象，意味表象が並行して計算され，正しい読み（や活用）が出るように表象間の結線の重みを変える。これを繰り返す。そして学習後に単語や非語を読ませモデルの能力を評価する。モデルにはバリエーションがあり見かけが異なるが，人工的な規則やレキシコンを前提にするのではなく，学習により各種の表象が形成され，それらの相互作用により読みや活用が計算される点が共通である。図2のモデルの中間層は3つだが，図1では1つである。1つのほうが般化が起こりやすいという[16]。見かけの違いは技術的な問題といえるだろう。

　読みのモデルに関しては，「Chapter 2. 2. 読みの障害」および「Chapter 1. 2. モジュール型モデルを仮定する従来のアプローチとコネクショニ

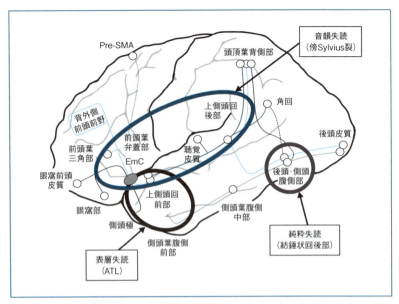

図3 ▶ 純粋失読，音韻失読，表層失読における損傷部位の概略

スト・アプローチ」には読みの主要2モデルに関する記述がある[34,35]ので参照して頂きたい。

❶ 純粋失読あるいは逐字読み

　純粋失読（pure alexia：PA）ないし逐字読み（letter by letter reading：LBL）では，単語の音読が非常に遅く，RTは文字数に比例して顕著に増加する。左紡錘状回後部の損傷により生じる[36,37]（図3）。この部位はvisual word form area（VWFA）とも呼ばれ，文字レキシコンとする領域特異的な見方[38,39]もあるが，実際は文字処理以外にもかかわる。

　PA例の線画呼称のRTは，♡のように単純な線画では何とか健常範囲に収まるが，線画が複雑になると有意に長くなる[40]。イギリス人とアメリカ人のPA例20名を対象にしたケース・シリーズ研究がある[41]。文字数の増加に伴う音読RTの増加に関連する脳領域をvoxel-based lesion-symptom mapping（VLSM）により推定すると，左紡錘状回後部とその近傍が関与することが示されている。またPA例では高空間周波数域のコントラスト感度が低下しており，物品呼称および音声呈示の単

語と物品の絵のマッチング課題に障害がある。チェッカーボードや漢字の異同判断（全員，漢字を知らない）でもパタンが複雑かつ相互に類似しているとRTが長くなった[42]。新聞，雑誌，本の文字は複雑で小さなパタンの配列であり，高空間周波数成分に富む。高空間周波数の感度が低下するとぼやけて見えるため，特に文字，図形などの認知が難しくなる[41,42]と思われる。

左紡錘状回後部に損傷のあるPA 4例と，右側頭葉のほぼ対称的な位置にある紡錘状回顔野（fusiform face area：FFA）に損傷のある相貌失認（prosopagnosia：PP）3例に対して音読課題と顔の弁別課題を行った研究[42]によると，PA群の顔弁別能力は，誤答率では健常範囲内にあったが，RTはPP群と差がなかった。PP群の単語音読のRTと，1文字あたりのRTの増分は，PA群より小さいが，健常群より長かった。PA群は読み以外にも障害があり「純粋」ではないようである[40〜42]。

文字単語処理と顔認知の側性化に関しては，単語を左視野あるいは右視野に150ミリ秒瞬間提示し，その150ミリ秒後に視野中央に単語を提示し，異同判断を行わせた研究がある[43]。刺激には，単語のほかに顔と，統制刺激としてクルマの絵などを用いた。対象は，7〜9歳，11〜13歳，17〜29歳の健常児/者である。その結果によると，単語の認知能力は，年齢とともに上昇するが，年齢によらず右視野＝左半球優位であった。顔認知能力は7〜9歳から11〜13歳にかけて上昇する。視野の左右差は認められなかった。しかし17〜29歳では左視野＝右半球優位となった。

単語の認知は7〜9歳から一貫して左半球優位である。言語処理が左半球で行われるためである。顔認知は，初期には左右差がないが，17歳以上では右半球優位に変わる。この時期には，教科書，雑誌，本，新聞などを読む機会が増え，左半球は高空間周波数を含む文字情報処理に密にかかわるようになる。その結果，顔認知は徐々に右半球に依存するようになる[43,44]と思われる。

さて，音読の脳内ネットワークはどう考えられているだろう。健常英語話者に一貫語と例外語の音読を行わせたときの脳活動をfMRIで観測

した研究がある[45]。音読時に賦活する左半球の部位のうち，紡錘状回後部（側頭・後頭接合部腹側），側頭葉前部（anterior temporal lobe：ATL），中心前回などに関心領域（region of interest：ROI）を設定し，各ROI間の活動がどのような関係にあるのかを検討している。煩雑になるため図3からは省いたが，音読は，紡錘状回後部から頭頂葉経由で島・中心前回に至る音韻経路と，紡錘状回後部から意味処理を担う腹側ATL，さらに最外包複合体を通り前頭葉経由で島・中心前回に至る意味経路で並行処理されるという。一貫語と例外語では2つの経路への依存度が異なる。roar, printなどの下線部をbody[註2]と呼ぶ。"-oar"は一貫して/-ɔː/と読むのでroar, boar, soarなどを一貫語という。他方，"-int"の読みは一貫しない。多くは/-int/と読むが，1語だけ例外があり"pint"→/paint/と読む。非一貫語という。一貫語は読みが易しいので音韻経路への依存度が高いが，例外語は読み方が難しく意味の助けが必要で，意味経路への依存がより強いことが示されている。音韻，意味経路による分業が行われている[45]。

　日本語には漢字語と仮名語，漢字仮名混じり語がある。それらの音読でも同じ経路つまり音韻経路と意味経路の両方が使われると思われる[46]。漢字語の一貫語，非一貫典型語は音韻経路への依存がより強く，非一貫例外語は意味による助けを必要とするため意味経路への依存度が大きいだろう。仮名語はほぼ一貫語であり，漢字語より音韻経路の役割が大きいはずだ。しかし頻度効果[47,48]と心像性効果[47]，多義性効果[49]が見られるのでまとまりとして処理され，意味も関与していることを示す。ただしここでいう仮名語とは通常，仮名で書かれる「あだな，グルメ」などの語で，仮名での表記妥当性[22]が高い語である。非通常表記の「どうろ，てれび」などのことではない。これらは見かけは非語であり，まず音韻経路で音韻符号に変換される必要がある。また日本語では「夏休

註2　body
文字で書かれた単語を読んだとき，rhyme（韻）に相当する文字列を指す。例えばcat, scriptのbodyはat, iptである。

みにハワイに行く」や「お知らせ」のように複数の文字種を混在させるので，漢字と仮名が異なる脳の部位で別個に処理されるとは考えにくい。

❷ 深層失読

深層失読の中心症状は，CITY → *town,「こぶし」→ */guu/のような意味的な誤読である[7,8,50]（*は誤りを表す）。Coltheartは，深層失読例では左半球の機能が大きく損なわれているため，右半球が音読処理にかかわるとする[51]。文字列情報は，右半球にある（不完全な）文字レキシコンと意味システムで処理を受け，そのあと左半球に情報が送られ，発話処理が行われるとする。DRCモデルが主に左半球の機能のモデルであるなら深層失読の説明は向かないことになる。

Plautらは深層失読のシミュレーションを図2のモデルの音韻経路を除いて，意味経路（文字層→意味層→音韻層）の意味層や文字層を損傷させシミュレーションを行った[52]。これは絵の意味情報から名称を言う呼称課題と類似する（既述のようにニューラル・ネットの「層」は「表象」とも書く。図1，2参照）。シミュレーションでは意味層に損傷を加えるとCITY → *townのような意味的錯読が出現した。意味情報だけから読みを計算すれば，同/類義語や意味的関連語が出てきても不思議ではない。しかし意味層の損傷により視覚的錯読や，視覚的錯読後の意味的錯読（SYMPATHY → [symphony] → *orchestra）も生じた。なぜか？綴りの類似した単語は意味空間への入口では近くに分布する。意味の障害は意味空間の歪みを生じるため混同され，視覚的誤りが生じる。また文字層のみに損傷を与えた場合には，視覚的誤りが多くなるが，意味的錯読も生じる。この研究の興味深いところは，ある層の障害は，障害のない前後の層にあたかも障害があるかのような結果をもたらす点である。直感的には，視覚的誤りは文字層の障害，意味的誤りは意味層の障害により生じると考えがちだが，意味処理部が健常でも，他の処理部に障害があると意味的誤りが生じうる。

❸ 音韻失読

音韻失読の特徴は，語彙性効果である。単語であれば音読成績は，規則綴り（mint，歌手）も，例外ないし不規則綴り（pint，歌声，煙草）の

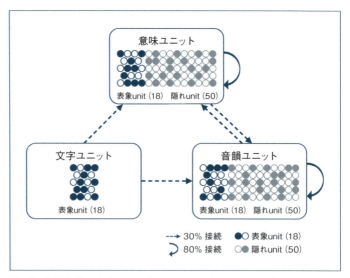

図4 ▶ 音韻失読のシミュレーションに用いたニューラルネットワーク[55]

(Welbourne SR, Woollams AM, Crisp J, et al. : The role of plasticity-related functional reorganization in the explanation of central dyslexias. Cogn Neuropsychol, 28 : 65-108, 2011[55]より引用改変)

語も非語（wug, 台面）の成績より良い[29,36,51]。また強い心像性効果を示す。音韻失読を最初に報告し命名したのはBeauvoisらである[29,53]。DRCモデル[11]ではGPC規則に障害があるとする。そのためGPC規則でしか正しく読めない非語の音読が困難となる。語彙経路は無傷なので単語なら規則綴り，例外綴りとも正しく読める。（Chapter 1. 2, Chapter 2. 2を参照[34,35]）。

　コネクショニストは音韻失読が一般的な音韻処理の障害により生じるとする[36,54]。音読を含まない音韻検査, 例えば「catから/k/を取ると？」（正解は/at/）に困難を示し，これが音韻失読の原因であるとする。

　Welbourneら[55,56]はやや変わった構造のトライアングル・モデルを用い，音韻失読のシミュレーションを行っている（図4）。図2のモデルでは，層内のユニット同士には結線がなく，隣り合う層の全ユニット間には結線があった。これに対して図4のネットワークには，まず中間層がない。また層内のユニットには少数の表象ユニットと隠れユニットが

あり，その80％を相互に結合させ（隣り合う脳回を結ぶU-fiberに相当），かつ層間の結線（離れた脳回をつなぐ白質線維に相当）を30％と疎にし，さらに文字ユニットからの情報の流れを一方通行とした。このように変更したのは，もし脳内の全ニューロンを相互に結ぶと脳の半径は10kmにもなるからだという。マウスの脳ではニューロンの結合確率は距離に依存し，皮質内結合（U-fiber）のように近いと密で，遠い皮質間結合では疎だという[55]。

このモデルを用いて単語音読の学習を行ったうえで音韻失読のシミュレーションを行っている[55]。音韻障害としては，音韻層内のユニット間の結合のみならず，音韻層への入力と音韻層からの出力に損傷を加えたが，音韻失読は出現しなかった。しかし再学習を行うと語彙性効果が出現し，音韻失読が出現した。患者は日常生活や言語訓練で言語に曝され再学習が行われる。損傷の影響が大きい音韻経路（文字層→音韻層）の改善はわずかだが，損傷の影響がない文字層→意味層の意味経路は強化され，単語の読みは意味の助けにより改善されて単語優位となり音韻失読が出現する。しかし進行性の非流暢失語では学習効果が打ち消され語彙性効果が生じにくい。伝導失語のシミュレーションにおいても再学習後に伝導失語症状が出ることが示されている[57〜59]。

伊集院らは，Welbourneらの約10年も前に，日本語のカタカナ語に関してシミュレーション実験を行い，音韻失読を再現している。注目に値する。2つの研究では音韻障害の与え方に苦労しているようである。音韻層の損傷より，音韻層の入出力経路の損傷が不可欠なように見える[60]。

音韻層をより重度に損傷させると，深層失読つまり意味的誤りや視覚と意味の混合誤りが出現した[55]。音韻経路でしか処理できない非語はほぼ読めなくなる。音読は意味経路への依存度が高くなり，呼称に似てくるため，「こぶし」→ */guu/ のような同/類義語的誤りが出現する。

Plautら[52]の初期の深層失読のシミュレーションでは意味層や文字層に損傷を加えたが，Welbourneら[55]は音韻層の重度の損傷だけで深層失読が生じることを示した。最近のケース・シリーズ研究では，深層失読と音韻失読は，同じ連続体上にあり，重度なら深層失読，軽度なら音

韻失読となるという[61,62]。深層失読には意味的錯読が認められるが，回復に伴い意味的錯読が消える。しかし非語の読みの困難さは残り，音韻失読に移行していくという。

音韻失読は，Broca野，左中心前回損傷例に多いが，音韻情報処理に関与する左上側頭回，左縁上回なども含む左シルヴィウス裂周辺領域の損傷によっても生じる[63]（図3）。深層失読の損傷部位も類似するが，損傷範囲が広範な場合が多いという[64]。

❹ 表層失読

Marshallらによる命名である[7,8]。特徴はLARC (legitimate alternative reading of components) エラー[65]で，英語ならbody 註2の読みとしては間違いではないが，単語の読みとしては正しくない読み方（pint → */pint/, hoot → */hʊt/），日本語なら漢字語の各漢字の読みは間違いではないが，単語の読みとしては正しくない読み方（歌声→ */kasei/, 皮肉→ */kawaniku/, 寿命→ */sumei/）を指す。このように必ずしも「規則化」するとは限らない。「おじさん」と「おじいさん」のように音韻的に似ている語を類音語というが，pint→ */pint/のような英語のLARCエラーは正しい読みの/paint/ と似る。しかし漢字語のLARCエラー「歌声」→ */kasei/は，正しい読みとは似ていないので「類音的」ではない。LARCエラーは，いろいろな言語で見られるが，一般に漢字には複数の読みがあり，漢字2字語に限っても音音読み，訓訓読み，重箱読み，湯桶読み，さらには漢字本来の読みとは全く関係ない読み方の「煙草」のような語まであるため，LARCエラーは英語などに比べると日本語で目につきやすいかもしれない。

Plautらは図2のモデルの文字層→音韻層の音韻経路に意味を経由する意味層→音韻層の擬似的意味経路を加えたネットワークを用いて表層失読のシミュレーションを行った[33]。日常生活でよく見聞きする単語は実感として速く簡単に読める。読む頻度が高いからである。ネットワークの学習においても単語の頻度，つまり経験量を反映させる。そのため頻度の高い語は速く正確に読めるようになる。単語を構成する個々の文字の読みにも般化が起こる。この研究[33]で注目すべき現象は，音

韻経路と意味経路の「分業(division of labor)」である。上述のように一貫語や多数派の非一貫典型語は学習を邪魔する敵が皆無か少ないため,音韻経路だけでも効率的に読めるようになる。少数派である非典型語,なかでも低頻度語は読みの学習を邪魔する敵が多いうえに経験量が少ないので音韻経路での学習が遅く,読みは徐々に意味経路に依存するようになる。研究者が意図した訳でもないのに分業が生じる。学習後に意味経路を損傷させると,非典型語の読みが困難になり,表層失読が現れる。

Fushimiら[66]によれば,「労働」を構成する漢字はそれぞれの位置で読み方が一通りしかない。一貫語という。「歌手」のように,読み方が二通り以上ある漢字からなる語は非一貫語という。そのうち「歌手」のように各漢字の位置別の読みが/ka/, /shu/とどちらも多数派読みする語を典型語ないし規則語とする。音読みの場合が多い。「歌姫」のように/uta/, /hime/と少数派読みする語を非典型語または不規則語あるいは例外語とした[66]。「歌手」と一字だけ異なる「歌詞」のような語を「歌手」の隣接語(neighbor)というが,共通の文字「歌」が同じ読みなら友達,違う読みなら敵となる。友達と敵は互いに学習を邪魔し合うので読みの効率が悪くなるが,学習回数は多数派読みのほうが多いので,速く読めるようになる。一貫語には敵がいないので最も学習が速い。そのため音読の速さ,つまり易しさは,一貫＞非一貫典型＞非一貫非典型となる。一貫性効果(一貫＞非一貫)は,音読のみならず,動詞活用でも安定して観察される現象だが,DRCモデルや,語と規則理論は,読みや動詞活用を規則と不規則に二分し,一貫語と非一貫典型語を「規則語」に括る。そのため一貫性効果を説明できない[21,28]。

意味記憶障害は表層失読を生じる[67]。意味記憶障害は病前には知っていた単語の意味を失わせ,語彙を減少させる。「歌声」は意味が失われれば知らない語であり,*/kasei/のようなLARCエラーを出現させうる。しかしLARCエラーは必ずしも意味記憶障害を意味しない。健常者でも「塔頭,木耳」などの難読漢字語を読ませればLARCエラーが生じうる。読む人の語彙にない漢字語は無意味語でありLARCエラーを生じうる。LARCエラーは単語の文字表記が意味(と読み)に結びついてい

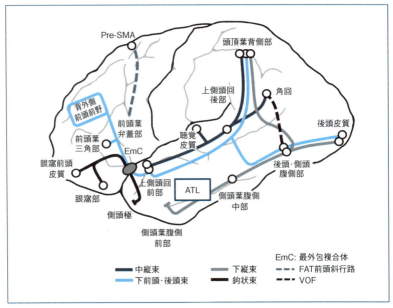

図5 ▶ 脳における意味のネットワーク[69]

(Bajada CJ, Lambon Ralph MA, Cloutman LL : Transport for language south of the Sylvian fissure : the routes and history of the main tracts and stations in the ventral language network. Cortex, 69 : 141-151, 2015[69] より引用)

ないときに生じる。文字列の文字表象と正しい読みである音韻表象が意味表象により関連づけられていないからである。誤読の出現率は，語彙を減少させる意味記憶障害の程度だけでなく，読み手の病前の語彙の多寡などにも影響を受けると思われる。また語の意味の障害は必ずしも0か1かではなく，軽度な場合には中間的な状態があり，課題が易しければ正しく読め，難しければ誤るなど，課題の難易度や文脈に依存して変わるだろう。

後述するが，意味記憶障害を示す代表的疾患には，意味（性）認知症（semantic dementia：SD），単純ヘルペス脳炎（herpes simplex virus encephalitis：HSVE）などがある。SDでは意味認知を担う両側のATLが萎縮し神経細胞のエネルギー源である糖代謝が低下する[68]。ATLの萎縮は徐々に後方に広がる。図5に意味のネットワークを示す[69,70]。単語

の読みの音韻経路は左後頭・側頭腹側部（紡錘状回後部）から左縁上回，中心前回に向かう背側経路であり，意味経路は左紡錘状回から下縦束を通りATLに至る腹側経路と思われる（図3, 5）。ATLの損傷は意味記憶障害を生じ表層失読を生じる。

　伝統派は表層失読の意味記憶障害説を否定する[71]（Chapter 1.2, Chapter 2.2参照）。DRCモデル[11]には語彙ルートと，非語彙ルート（GPC規則ルート）がある。語彙ルートには意味処理を行う文字表象→意味表象→音韻表象の意味ルートに並行して，2つのレキシコンを結ぶ文字表象→音韻表象の音韻ルートがありこれらのルートが同時に働く。そのため意味ルートが障害を受けても音韻ルートが無傷(intact)なら例外語を含め単語はすべて読める。表層失読が生じるためには音韻ルートのレキシコンの障害が必須で，その場合には非語彙ルートのGPC規則で単語を読むしかないためpint→＊/pint/や日本語なら漢字語において歌声→＊/kasei/のような表層失読が現れる。意味は関係ない。しかし違和感が漂う。意味記憶障害は文字単語を徐々に無意味化させ，同時にその単語の文字表象，音韻表象も，また両者の結びつきも徐々に消失させそうに思われる。しかしDRCモデルではそうならない。全単語が無意味化しても文字表象と音韻表象は「レキシコン」に生き残る[11, 72]。つまり「レキシコン」には意味を持たない「単語」の文字/音韻表象が残り続ける。意味表象と，文字表象，音韻表象が連動しない。そんなことがあるのだろうか。

　前述のように意味への依存度には個人差がある。読みに慣れた人は文字→音韻変換能力が高く意味依存度が低い。健常者を対象に音読能力と，音韻能力，意味能力の関係を調べた研究によると音韻能力が高い人は全般に音読が速い。文字→音韻変換効率が高い一貫語のRTが短く意味の影響が少ない。しかし変換効率が低い低頻度語の非典型語ではRTが長くなり意味依存の影響が出て頻度×心像性の交互作用が出現する。他方，音韻能力の低い人は全般にRTが長く心像性効果だけがみられ，高頻度典型語であっても意味に依存することが示されている[4, 73]。すなわち意味記憶障害の影響は，意味依存度が低い読みに慣れた人では小さく，意味依存度が大きい読みに慣れていない人では大きくなる。単一症例研究

では個人差の問題を考慮する必要がある。

ColtheartらはSDの失読はATLの萎縮による意味記憶障害が原因ではなく，萎縮が後方の左紡錘状回後部のVWFAに及んだときに生じるとする[71]。ここは逐字読みないし純粋失読の病巣であり，SDによる読みの障害は純粋失読と共通ということになる。

Woollamsらは，側頭葉の萎縮や糖代謝低下が紡錘状回後部にまで広がっていないSD症例でも表層失読が認められることを示している[74]。高頻度規則語の音読成績をマッチさせた表層失読例と純粋失読例それぞれ10名を比較し，純粋失読群はSD群に比し，規則性効果が弱い，文字レベルの誤りが多い，LARCエラーが少ない，別の単語に誤ることが多い（SDは非語に誤る），視覚的誤りが多い（SDは音韻的誤りが多い）など，子細にみると違いがあり，純粋失読は視覚処理障害により，SDは意味の障害によって生じるとしている。

4. 意味認知のネットワークと意味記憶障害

❶ SDにおける意味記憶障害

意味（性）認知症（SD）は，単純ヘルペス脳炎（HSVE）と並んで意味記憶障害を引き起こす代表的疾患であり，両側ATLに萎縮や糖代謝の低下が生じる。萎縮は左右非対象で左が大きいことが多い。言語に関しては，表層失読，不規則動詞の活用困難を含め，理解障害，喚語困難などが生じるが，音韻，統語レベルは保たれ，非言語的推論，知覚的・空間的技能，現在の出来事の記憶も保たれる。SDでは一貫して側頭極とATL腹側に萎縮がある。ATLは意味課題では活性化するが非意味課題では活性化しない[75, 76]。

SDの意味記憶障害はモダリティ横断的で，単純な数の知識を除くほぼすべての概念に及ぶ。意味記憶障害の程度は，親密度および典型性（typicality）の高い刺激に関しては軽く，特異性（specificity）が高い刺激については重い。ダチョウやペンギンは飛べないので鳥としては非典型的である。スズメやカワセミは典型的であるが，どこにでもいるスズ

メのほうが親密度が高い。SDでは表層失読がみられ，非典型語pintや歌声を **/pint/*, **/kasei/*のように典型読みすることがある。また頻度と典型性に関しては交互作用があり，低頻度なものほど典型性効果が大きい。

SDでは上位概念は保たれ健常に近いが，基本概念，下位概念と特異性が高くなるに従い困難さが増していく[75〜77]。白鳥は鳥の一種であり，上位概念は動物，基本概念は鳥，そして下位概念が白鳥となり，白鳥がもっとも特異性が高い。

❷ ハブとスポーク理論―意味のネットワーク―

意味ネットワークのモデルに「ハブとスポーク理論」がある。自転車の車輪の中心にはハブがあり，そこから放射状にスポークが伸びているが，これになぞらえている。スポークは，音，道具使用，視覚的な形態などのモダリティ特異的な意味情報を，またハブはそれらを統合するモダリティ横断的な意味情報に関与する。モダリティ特異的な意味情報は脳のいろいろな部位に存在し，連合線維を通じてATLで統合され，モダリティ横断的な意味情報が形成される。ATLがハブに相当する[75, 76]。安静時fMRI[註3]研究によればATL領域はモダリティ特異的な部位とつながりがある[78, 79]。

鯛には形，色，触ったときの感触，音声表象/tai/，文字表象「鯛」や「タイ」，味，食感など，スポークにあたるモダリティ特異的ないろいろな側面の情報があり，ハブATLでモダリティ横断的に統合される。そのため「鯛」という文字から，他のモダリティ特異的情報である姿，形，色や味などを想起することができる。また鯛が生物であり，海に棲む赤い硬骨魚であり，食用の白身の高級魚で，神事や慶事に使われる，といっ

註3　安静時fMRI (resting state fMRI)
何の課題も行っていないとき，すなわち安静時の脳活動を，例えば5, 6分間計測する。そのときにある部位の脳活動が，別の部位の活動と連動していれば，それらの部位は機能的に関連しておりネットワークを形成している可能性がある。安静時に人が考えていることはダイナミックに変わり，人によっても異なるだろうが，それでも複数の部位が連動して活動していれば，機能的な連結のみならず，直接的，間接的な線維連絡の可能性も示唆する。

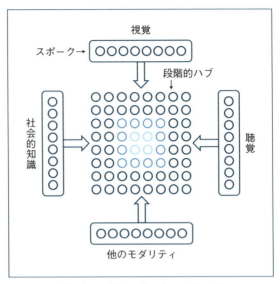

図6 ▶ ハブとスポーク・モデル[76]

(Lambon Ralph MA, Jefferies E, Patterson K, et al. : The neural and computational bases of semantic cognition. Nat Rev. Neurosci, 18 : 42-55, 2017 [76] より引用改変)

たモダリティを越えた知識も形成されていくものと思われる。

図5に示すようにATLにはいろいろな線維束が収束している[69,70]。鉤状束は，社会的概念/知識に関わる眼窩前頭皮質，眼窩部と，側頭極とを結ぶ。側頭極とATL背側部は社会的概念/知識に対して活性化する。前頭前野からの線維束にはそのほかにも下前頭・後頭束があり，最外包複合体を通りATL上部経由で前頭葉と，頭頂葉および後頭葉をつなぐ。後方からは中縦束が下頭頂小葉とATLを結ぶ。ATL上部は一次聴覚領域とのつながりが強く，上側頭溝STSおよび上側頭回STGは，聴覚刺激や音声言語，抽象概念に対して活性化する。下縦束は後頭葉から腹側/腹内側ATLに至る。内側ATLは視覚的な形態や具象概念との関連が強いという[69,76]。

ハブであるATLとスポークからの線維の接合部はモダリティの影響が強い。スポークの終端部は別のスポークの終端部と部分的に重なる場合もあるが，隣り合う脳回をつなぐU-fiberで密につながる。ハブの中心部である腹側〜外側ATLに行くに従い，段階的にモダリティ色が薄

れていき，モダリティ横断的な意味表象が形成される[76,80,81]。

　図6はハブとスポークからなるニューラル・ネットワークで，中央の正方形がハブ，それを取り囲むように長方形のスポークの終端部があり，各モダリティから情報が送られて来る。意味処理にはハブを構成するすべてのユニットがかかわるが，どのユニットの活動も同じではない。スポークに近いハブのユニット（濃い紺の丸）は，モダリティ色が強い。他のモダリティの影響も受けるがその強さは距離に依存する。例えば視覚表象のスポークに近いハブのユニットは，絵の呼称などの課題で，音の同定課題などでより大きく活動する。ハブの中心部に向かうにつれ，徐々にモダリティ色が薄れていき，ハブ中央の淡い水色のユニットはどのモダリティにも等しく貢献するようになる。段階的ハブ仮説という[76,80,81]。

　ニューラル・ネットワークの学習においては，あるスポークに情報を入れ，ハブを介してほかのスポークに出力信号を出す。例えば視覚スポークにバラの絵を提示し，ほかのスポークにバラの名称/bara/，文字表記「バラ」，花の色，社会的概念・知識・感情価（valence）などを出力させる訓練を行う。この訓練によりハブに一般化可能な意味表象が形成される。SDはハブへの結線を徐々に減らすことにより生じる[76]。

　従来の研究では，意味の統合を行う部位への言及がなく，意味情報は脳のいろいろな部位にあるとするだけで，スポークやATLがモダリティ特異的な意味情報の中継所とする説や[82]，超皮質性感覚失語などにみられる理解障害が（後述する意味コントロールの障害ではなく）意味を仲介できないために生じると考え，中側頭回と下側頭溝後部が仲介部位とする説もあった[83]。しかし意味表象はモダリティ特異的なスポークだけで構成されるのではなく，それらを統合した情報も存在する。換言すれば意味表象はハブとスポークの協働作用により形成される。SDはモダリティ横断的なハブであるATLの進行性の退行により生じる。他方，スポークの選択的な損傷はモダリティ特異的な障害を生じる。道具使用などの行為に関する知識の障害は操作可能な人工物の認知に影響を及ぼす。視覚スポークや，それに近いハブ・ユニットが障害を受けると

詳細な視覚的分析が必要な動物などの弁別が困難になる[75, 76]。ハブとスポークが意味表象に与える影響が異なることは，健常者を対象とした経頭蓋磁気刺激法（transcranial magnetic stimulation：TMS）を使った実験でも示されている。抑制的TMSによりハブの中心にあたる外側ATLを刺激するとモダリティに依存しない呼称の抑制が観察されるが，頭頂領域を刺激すると人工物の呼称が遅くなる。下外側ATLは，後で述べる意味のコントロールにかかわる前頭および後方領域との結びつきが強い[76]。

意味表象とその神経基盤に関する研究には，範疇特異性，なかでも生物と人工物の対比に焦点をあてたものがある。ハブが障害を受けると，検査項目の成績は親密度と典型性が統制されていればどのモダリティでも同程度に低下する。視覚のスポークにあたる後頭・側頭領域の腹側後方が障害を受けると，動物などの自然物の同定が困難になる。HSVEでは側頭葉腹側の前方を中心に損傷を受ける。ハブのこの部位は視覚スポークからの入力を受けるが，この部位が損傷されると自然物の知識が人工物に比べ顕著に障害を受ける[76, 77]。一方，側頭・頭頂部は道具の使い方との関連が深いスポークであり，ここが損傷を被ると人工物に関する知識が障害を受ける。上述の抑制的TMSのみならず，機能的神経画像法，脳外科症例に対する皮質電極研究もこれを裏付けている[76]。

ハブであるATLが損傷を受けると，歯ブラシは人工物であって，歯を清潔に保つための道具で，毎食後か毎朝，歯を磨き，文字ではどう書き，音声では何と云い，その形状は…といった体系的知識が障害を受ける。意味記憶障害は道具使用も困難にする。スポーク（視覚など）情報から，セロテープの使用法，テープを引っ張り，切って，何かに（を）固定するといった一連の動作を推測できるとは思えない。

❸ SDとHSVEにおける意味記憶障害

SDとHSVEで損傷されるATL領域は重なりが大きいが，HSVEの損傷は一般に内側にあり，自然物より人工物の知識が保たれる。この傾向はSDでは滅多にみられない。概念には階層をなすものがあり，上位概念（動物，道具など），基本概念（犬，ナイフ），下位概念（プードル，パンナ

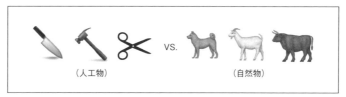

図7 ▶ 自然物（動物）は人工物に比べると相互に似ている

イフ）がある。多くの研究は基本概念について調べている。このレベルでの自然物の動物は，人工物に比べると視覚的，概念的に似ていて区別しにくいため，成績は人工物＞自然物となる（図7）[76,77]。

しかし，下位概念になると人工物も相互に似たものが多くなり人工物優位が消える（例，テーブルナイフ，バターナイフ，パンナイフ）。さらに研究が必要だが，HSVEで障害を受けるATL内側領域は生物に関する知識が保持されている部位ではなく，視覚的，意味的に混同しやすい具象概念を区別するのに重要な処理を行う部位なのである[84,85]。この部位が損傷されると，いろいろな種類のナイフや犬種を区別することが困難になる[76]。

SDとHSVEの違いに関してはシミュレーションが行われている。SDは進行性であるため再学習は困難である。HSVEは急性疾患であるため治療がうまくいけば，ある程度，回復し再学習も行われる。しかし，学習効果は損傷が大きいATL内側が関与する自然物では小さいが，人工物など損傷が軽い領域が関与する場合には学習効果は大きく，成績が良くなるという[86]。

❹ ハブは左右のデミハブからなる

ATLは左右にある。つまりハブは左右の「デミハブ」からなる。両者は前交連でつながる。意味処理には原則として両側のデミハブが関与する。しかし線維連絡の制約のため，左右のデミハブはまったく同質ではない。上述のように言語処理は左半球への，また顔情報処理は右半球への依存が強い。そのため左デミハブが損傷されると呼称障害が，右デミハブが損傷されると相貌失認が前景に立つ[75,76]。SDは萎縮部位が両側にあるが，多くの場合，左ATLの萎縮が大きい。

❺ 慢性疾患における片側デミハブの損傷

　意味処理に両側のデミハブが関与し両者には線維連絡があるなら，片側だけのデミハブ損傷により生じる意味記憶障害は軽度なことが予想される。側頭葉てんかん（temporal lobe epilepsy：TLE）で左ないし右側頭葉切除の影響を調べた研究がある[87]。研究対象となった症例は左切除9例と右切除11例（術後平均35ヵ月，平均発症年齢13歳）である。TLEによる片側側頭葉切除例はSDに比べると意味障害がはるかに軽度であるが，適切な検査を用いれば測定可能である。TLEでは全症例にエピソード記憶障害，喚語困難があるが，言語理解障害の訴えはなく，大多数の症例が元のフルタイム業務に戻るか，他の職業で復帰しているという。

　最初に一般的な再認記憶課題と意味課題が実施された。再認記憶検査では，全例が単語の再認課題で障害を示す一方で，顔の再認を含む残り6検査の成績はおおむね健常範囲内であった。意味課題では，頻度，心像性を統制した同義語判断の正答率が全例で軽度ながら有意に低下し，RTも右切除の3例を除き長かった。正答率とRTの両方に頻度と心像性の交互作用がみられ，低頻度・低心像語の成績が低下したが非常に軽度であった。その他の意味課題でも健常範囲に収まる例が多かった。これとは別に詳細な意味検査として，犬種（例えば，柴犬，秋田犬，チワワなど）に関する下位概念と顔の呼称課題，語と絵のマッチング課題を行っている。半数ほどの症例で正答率が低下していたが全体に軽度であった[87]。

　TLEの意味記憶障害は感度の高い検査を使えば検出できるが全般に非常に軽度なようだ。TLEは慢性疾患である。手術前に患側ATLの機能を健側ATLが担うなどの意味処理機能再編の時間的余裕があるだろう。その結果，意味記憶障害が最小限にとどまった可能性がある[77,87]。

❻ 急性疾患における片側デミハブの損傷

　急性疾患例では意味処理機能再編の余裕がないと思われる。Pattersonらは2例の左側頭葉損傷例の意味記憶を調べた[77]。1例は，69歳の左中大脳動脈梗塞例（会社経営）である。損傷は上側頭回を除く

側頭葉ほぼ全域で尾側は後頭・側頭接合部腹側に及ぶ。もう1例は36歳のHSVE例（アーティスト）で，損傷は左半球に限定され，側頭葉の広範な領域と前頭葉下部が損傷されていた。検査は発症後，約10年と約20年にそれぞれ実施された。

　理解課題では，単語を復唱した後，絵を選択するが，復唱は2例ともほぼ満点であった。絵の選択では梗塞例の成績が低下しておりSDと同様であった。またケンブリッジ意味検査（Cambridge Semantic Memory Test Battery）[88]のCamel and Cactus Test（CCT）の絵バージョンの成績は梗塞例で低下し人工物＞生物であったが，単語バージョンでは差が減少し，SDと似ていた。生物は絵で呈示すると相互に似るが，単語だと類似性が低くなることが一因と思われる。HSVE例はCCTの成績が良く，人工物と生物の差も小さかった。2例とも理解課題で親密度効果がなく，SDとは異なる結果であった[77]。

　呼称は梗塞例とHSVEとも困難で，成績は顕著に人工物＞生物でありHSVEに似る。この傾向はSDではわずかにみられる程度で，後述する「意味失語（semantic aphasia：SA）」[75,76,89]にはみられない。2例とも誤答はSDに似ており「知らない」，あるいは，サクランボ→リンゴのような意味的誤り，迂言が多く，SAのような音韻的誤りや連想的誤り（リス→ナッツ）はなかった。またケンブリッジ意味検査の呼称においてもSDより大きな親密度効果と，SDと同程度の典型性効果を示した。SAではどちらもみられない。またこの2例では呼称時に音韻キューを増やしていくと（なし→1～2音素→3音素以上）成績は共に70％超にまで上った。SDにも同様の傾向がみられるが最高で60％程度，SAでは100％近くまで上った。急性疾患例はSDとSAの中間であった[77]。

　頻度と典型性を統制した音読課題では，2例とも表層失読（読みの典型性と頻度の交互作用）を示した。軽度SDと同じ傾向である。誤りの多くはLARCエラーであった。表層失読はSD診断時の症状の1つとされる[77,90]。

❼ 両側 vs. 片側ATL損傷と，急性 vs. 慢性疾患における意味記憶障害

　以上の❹～❻をまとめると，意味記憶のネットワークの中心には左右

ATLのデミハブがあり，これに脳のいろいろな部位からの情報を伝達するスポークがつながる。左右のデミハブには線維連絡がある。左右のスポークの情報は原則として左右どちらのデミハブにも入力されるが，左右デミハブは必ずしも同じ機能を持つわけではない。言語は左に，相貌認知は右に依存する度合いが大きい。意味処理にはハブとスポークの両方が関与する。ハブはモダリティ横断的な，スポークはモダリティ特異的な処理を担う[75,76]。

ATL損傷による意味記憶障害の程度と特徴は，①両側損傷か，②片側損傷の慢性疾患か，③片側損傷の急性疾患かで変わる。①の代表例はSDと（両側損傷の）HSVEであり，明らかな意味記憶障害を生じる。これに対して片側損傷例の意味記憶障害は軽い。特に②のTLEのような慢性疾患の場合，ほぼ健常といえる水準にとどまるが，感度の高い意味検査を使えば障害の検出は可能なようだ。TLEではATL切除までの期間が長く患側デミハブの機能が健側デミハブに再編されるためと推測される。③の片側ATL梗塞などの急性疾患では，慢性疾患に比べると側性化の強い言語，相貌などで意味記憶障害が顕在化しやすい。デミハブ間の機能再編が生じにくいためであろう。

再学習は，SDのような進行性の疾患では生じにくいが，HSVEのように治療が行われた非進行性の疾患では生じる。TLEのような慢性疾患では，片側ATL切除前に機能の再編が進んでいる。切除後も再学習が行われるだろう。梗塞などの急性疾患では再学習が行われるだろうが，TLEのように病前に患側と健側間の機能再編が行われていないので，「ほぼ健常」の水準までは達しない可能性が高い。ハブの損傷はモダリティ横断的知識に影響を与える。一方で，意味検査の成績と，道具使用検査の成績には有意な相関がある。すなわちモダリティ横断的な意味記憶障害があれば一般に道具使用が困難になることを示すが，道具に対する親密度や使用頻度なども影響を与える。。

❽ 日本語話者の意味記憶障害－検査，語義失語，補完現象など－

日本語話者の意味記憶障害に関する研究は，井村[91]の「大方」→*/taihoo/，「散果てて」→*/saNkatete/などで有名な脳軟化症例の研究

がある。80年近くも前のことであり驚く。さらに，Sasanumaら[92]の「見栄」→ */keNei/，「皮肉」→ */kawaniku/ などのLARCエラーを呈した外傷例などがある。

　意味記憶障害の評価には，複数のモダリティにわたり，かつ片側ATL損傷のような軽度例の評価も可能な検査が必要である。日本語話者に使われている意味記憶検査は一般に項目数が少なく簡単なように見受けられる。設問数の多いものもあるが，親密度が高い少数の項目が繰り返し呈示される。

　言語に限れば45項目からなる「標準抽象語理解力検査（SCTAW）」がある[93]。言語刺激であり，かつ抽象語なので検出力は高いと思われる。最近になり言語を含む複数のモダリティから意味を調べる40項目の「意味連合検査」が出版されたようだ[94]。これとは別に64項目からなる意味検査が作成中で，健常データを取り終わったところとのこと（渡辺，私信，2023）。

　日本語話者の左ATL損傷例に関しては，意味記憶に障害はなく，「語義失語」だとする単一症例研究がある。この「語義失語」は言語の理解障害および呼称障害を示すが，意味障害が原因ではなく，音韻表象⇄意味の二方向（双方向）性のアクセス障害が原因とする。「語義失語」例には，変性疾患によるATL損傷例や，左ATL梗塞例などが含まれるが，意味検査の成績が生物＜人工物となる範疇特異的な「意味障害」を示すものもいる。左ATL梗塞例では右ATLが無傷であれば視覚刺激の検査成績は良いだろう。短期間に症状が回復するような軽度例では検査時期や感度の高い意味検査が重要と思われる。いわゆる言語の恣意性を考慮すると，言語刺激を用いた検査は総じて難易度が高く，低頻度語で一貫性効果や表層失読が生じやすいのと同様に，意味障害の検出力が高いように思われる。呼称や理解には意味の関与が大きい。

　また，仮に二方向性障害が左ATLの損傷により生じるのだとすると，左ATLの機能は，音声表象と，脳のどこか別のところにある（おそらくモダリティ別の）意味との単なる中継所と考えるのだろうか。右ATLも左ATLと同様に意味との中継所だとすると，SDのように両側ATLに損

傷があっても意味記憶は何の影響も受けないことにならないだろうか。現状では，左ATL損傷による「語義失語」に意味記憶障害はないという仮説はさらに検討を要するようにみえる。

　さて単語の音韻符号列は意味により束ねられていると思われる。意味が失われれば入力音韻表象は無意味語に等しい。音韻キューも効かないだろう。さらに大きな単位の諺や慣用句なども意味が失われれば完成課題が困難になるのは想像に難くない。「生き馬の目を抜く」や「サバを読む」などの前半「生き馬の」「サバを」を聞かせても，句や語の並びを束ねるものがないので後半が正しく出てくる可能性は低いと推測される。また慣用句の意味を知らなければ「サバを読む」「狐の嫁入り」を熟読したところで本来の意味がわかるとは思えない。一般に諺，慣用句に接する機会は少ないため，諺，慣用句は障害の影響を受けやすいと思われる。

　SDなどの意味記憶障害に関しては，文献95，96に詳しい。

5. 意味失語

❶ 意味のコントロールとは？

　文脈なしに「杉」と聞いて，まず思い浮かべるのは，たぶん樹木としての杉。しかし，思い浮かべるものは状況によって変わるだろう。建築の話なら材木としての杉，2，3月になれば花粉症の元凶，巨木の話なら日光の杉並木や屋久杉，またお酒が話題なら酒蔵の杉玉，他にも線香の原料としての杉，など多様である。意味のどの側面に焦点をあてるかをダイナミックに制御する機能が意味のコントロールである。

❷ 意味コントロールの障害

　Headそして後にLuriaは，側頭領域の銃創により，知識の喪失ではなく，知識を操作し使用することが困難になった症例に注目し，その症状をHeadは「意味失語（SA）」と名付けたという[76]。さらにWarringtonらは，SDの一貫した意味記憶障害と，中大脳動脈の障害による全失語患者にみられた非一貫的な意味へのアクセス障害を比較している[97]。

　SDとは対照的に，SAの成績には刺激の頻度や親密度の影響が出にく

いが，語義が曖昧，多義だと課題にマッチしないものを選んだりする（例，主人＝夫，店の主(あるじ)など；星＝天体の星，犯人など；問題＝テストの問題，厄介な事柄など）。また強力な競争相手や連想項目を抑制することが難しい。トーストにチーズを塗る課題で，ジャムの瓶を選んでしまったりする。呼称において連想関係にあるものや（牛の絵→ */gyuunyuu/），同位概念や上位概念に誤る。動物名を列挙するときに，状況に適合した意味表象を選択できない。例えば，動物名の列挙課題で直前の項目と連想関係にあるものに言い誤ったりする[76]（例，犬，猫，羊，毛糸，セーターなど）。

　呼称時のキューに関しSAは特徴的な反応を示す。虎の絵の呼称ができないとき，音韻ヒントとして/to/を提示すると，SDには効果がないが，SAには有効なことが多い。しかし誤りキューとして/ra/と言うと，ライオンと言ったりする。意味表象が喪失していれば，このようなことは起こらない。SDが意味表象の障害であるのに対して，SAは意味コントロールの障害であることを示唆している[76]。

　Jefferiesらは，SAとSDの意味障害をケース・シリーズ研究により検討している[89]。症例は10例ずつである。SDはHodgesらの提案[98]に基づき診断されたBozeatらの症例[99]である。発話は流暢だが喚語困難，意味知識の障害，語の理解障害がある反面，音韻，統語，視空間能力，日常記憶は比較的保たれている。どの例も両側ATLの下外側面に限局した萎縮があった。SAは，理解障害により，意味的連想能力の検査であるCCTの絵バージョンと単語バージョンの両方の成績が低下している慢性期の失語症例を対象とした。SAの古典分類による失語型は，超皮質性感覚失語（transcortical sensory aphasia：TSA，5例），および発話がTSAより非流暢かつ/または復唱が困難な伝導失語（1例），超皮質性混合失語（2例），全失語（2例）である。損傷部位は，8例で左側頭/頭頂と左前頭の一方ないし両方，2例で左側頭から後頭であった。SAとSD両群の言語的，非言語的意味障害のレベルは同程度であった[89]。

　SAは呼称や語流暢性課題で連想的誤りを生じる（呼称で　餅→正月；「食物」の語流暢性で　サンマ，ごはん，餅，正月，お年玉など）。呼称

で音韻キューの効果が大きい一方で、誤りキューにより誤りが誘発される。これらは課題に適合する語を選択できないために生じる。SDでは意味自体に障害があるので連想は生じず、音韻キューも効きにくい。また、より典型性の高い基本概念や上位概念の項目に誤りを生じる。さらにSAでは、SDとは対照的に、意味課題で親密度効果や頻度効果が小さく、モダリティの異なる課題間の成績の相関が低い。これらの結果は、SAが意味表象の適切なコントロールに問題があるのに対して、SDでは意味表象自体に障害があることを示唆する[76, 89]。

❸ 意味コントロールのネットワーク

SAの病巣は、古典的には側頭から頭頂皮質であったが、近年、前頭前皮質（prefrontal cortex：PFC）外側のほか、中側頭回後部（posterior middle temporal gyrus：pMTG）、頭頂間溝（intraparietal sulcus：IPS）、前補足運動野（pre-supplementary motor area：pre-SMA）、帯状回前部から腹内側PFCも意味のコントロールに関与することがわかってきた。意味的負荷の大きい課題遂行中に、TMSにより下前頭領域、pMTG、IPSを刺激すると、一時的に実行が滞る[76]。

PFCと側頭から頭頂領域の役割の違いはわずかだという。PFCの損傷は、言語、非言語課題のいずれにおいても、直前の反応を抑制できなくなるため、次になすべきことの推測を困難にする。そのため保続エラーが増える。下前頭溝（inferior frontal sulcus：IFS）の腹側前部は記憶検索（回収）を制御する。おそらく意味記憶やエピソード記憶の表象の活性レベルが弱いとき検索を助けるのだろう。腹側PFC（vPFC）とpMTGは意味的連想が弱い場合に検索を助ける。その上方の背外側PFCとIPS領域は課題の難度が高いときに活動する。ATLは、vPFC、pMTGと線維連絡があるが、上方のコントロール・ネットワークとは連絡がない[76]。

これらは、TMSの結果でも支持されており、下方のコントロール・ネットワークのvPFC、pMTGを刺激すると、いずれの場合も意味判断が遅くなる。上方のネットワークのIPSを刺激すると意味課題、非意味課題の両方で難度の高い判断課題が遅くなる。下方のネットワークは意味表象との線維連絡があり、符号化の弱い情報の検索で活動が上昇し、上方

のネットワークは，pre-SMA，前部帯状回皮質と共に，より領域一般的なコントロールに関与するという[76]。

　角回（angular gyrus：AG）はいろいろな部位と連絡があるため，古典的な言語モデルでは，意味概念を司る場所とされた[100, 101]。近年のfMRI研究では，AGはエピソード課題，統語，簡単な四則演算などでは活性化するが，意味課題では活性化しないことが示されている。AGの活動レベルは，語＞非語，具象語＞抽象語，有意味語＞新造語となり，一見すると意味に関連があるようにみえるが，実は易しい課題で活動レベルが上がるという。AGは非意味課題でも活動する。AGは意味のコントロールに関与するが，その役割の解釈は一筋縄ではいかないようだ[76]。

6. まとめ

　Marshallら，Mortonから始まった認知神経心理学はすでに半世紀を経ている。個人的には領域特異的（domain specific）な箱と矢印の枠組みには，さすがにマンネリ感が拭えず，拡張性，発展性に欠けるようにみえる。ここでは認知神経科学分野にも目を向け，領域一般的（domain general）な視点から単語の読み，動詞活用，脳における意味処理機構とそれらの障害のメカニズムに関して英語話者と，若干だが日本語話者の研究を中心に取り上げた。

　脳における言語・意味処理の研究は，単語レベルが中心といってよいが，点（領域）の探索から点と点を結ぶネットワークの構築に踏み出している。意味のネットワークがfMRI，TMS，tractography，その他の手法を用い多角的に調べられている。両/片側ATL損傷や，急性/慢性疾患（SD，HSVE，TLE，梗塞など）における意味障害に関する研究は両側ATLの機能や機能再編をうまく説明している。また意味失語が復活し，意味自体の処理と意味のコントロールが分けて検討されている点も興味深い。脳内の意味処理，言語処理のネットワークは，紆余曲折はあるだろうが，今後さらに明らかになっていくだろう。

Rererence

1) Morton J : Brain-based and non-brain-based models of language. In : Biological Perspective on Language (eds Caplan D, Lecours AR, Smith A). MIT Press, Cambridge, pp. 40-64, 1984.
2) Coltheart M : Brain imaging, connectionism, and cognitive neuropsychology. Cogn Neuropsychol, 21 : 21-25, 2004.
3) Patterson K, Plaut DC : "Shallow draughts intoxicate the brain" : Lessons from cognitive science for cognitive neuropsychology. Top Cogn Sci, 1 : 39-58, 2009.
4) Strain E, Herdman CM : Imageability effects in word naming : an individual differences analysis. Can J Exp Psychol, 53 : 347-359, 1999.
5) Coltheart M : Lessons from cognitive neuropsychology for cognitive science : a reply to Patterson and Plaut (2009). Top Cogn Sci, 2 : 3-11, 2010.
6) Plaut DC, Patterson K : Beyond functional architecture in cognitive neuropsychology : a reply to Coltheart (2010). Top Cogn Sci, 2 : 12-14, 2010.
7) Marshall JC, Newcombe F : Syntactic and semantic errors in paralexia. Neuropsychologia, 4 : 169-176, 1966.
8) Marshall JC, Newcombe F : Patterns of paralexia : a psycholinguistic approach. J Psycholinguist Res, 2 : 175-199, 1973.
9) Morton J : Interaction of information in word recognition. Psychol Rev, 76 : 165-178, 1969.
10) Morton J : Facilitation in word recognition : experiments causing change in the Logogen Model. In : Processing of Visible Language (eds Kolers PA, Wrolstad M, Bouma H). Springer. New York, pp. 259-268, 1979.
11) Coltheart M, Rastle K, Perry C, et al. : DRC : a dual route cascaded model of visual word recognition and reading aloud. Psychol Rev, 108 : 204-256, 2001.
12) Rumelhart DE, McClelland JL : On learning the past tense of English verbs. In : Parallel Distributed Processing (eds Rumelhart DE, McClelland JL). MIT Press, Cambridge, pp. 84-137. 1986.
13) Patterson K, Holland R : Patients with impaired verb-tense processing : do they know that yesterday is past? Philos Trans R Soc Lond Biol Sci, 369 : 20120402, 2013.
14) Pinker S, Ullman MT : The past and future of the past tense. Trends Cogn Sci, 6 : 456-463, 2002.
15) Ullman MT : Contributions of memory circuits to language : the declarative/procedural model. Cognition, 92 : 231-270, 2004.
16) Joanisse MF, Seidenberg MS : Impairments in verb morphology after brain injury : a connectionist model. Proc Natl Acad Sci U S A, 96 : 7592-7597, 1999.
17) McClelland JL, Patterson K : 'Words or Rules' cannot exploit the regularity in

exceptions. Trends Cogn Sci, 6：464-465, 2002.
18) McClelland JL, Patterson K：Rules or connections in past-tense inflections：What does the evidence rule out? Trends Cogn Sci, 6：465-472, 2002.
19) Woollams AM, Joanisse M, Patterson K：Past-tense generation from form versus meaning：behavioural data and simulation evidence. J Mem Lang, 61：55-76, 2009.
20) Jared D：Spelling-sound consistency affects the naming of high-frequency words. J Mem Lang, 36：505-529, 1997.
21) Jared D：Spelling-sound consistency and regularity effects in word naming. J Mem Lang, 46：723-750, 2002.
22) 天野成昭, 近藤公久, 編著：日本語の語彙特性（NTTコミュニケーション科学基礎研究所, 監修）. 第1巻～第6巻. 三省堂, 東京, 1999.
23) 天野成昭, 近藤公久, 編著：日本語の語彙特性（NTTコミュニケーション科学基礎研究所, 監修）. 第7巻. 三省堂, 東京, 2000.
24) 佐久間尚子, 伊集院睦雄, 伏見貴夫, ほか編著：日本語の語彙特性（NTTコミュニケーション科学基礎研究所, 監修）. 第8巻. 三省堂, 東京, 2008.
25) Seidenberg MS：Connectionism without tears. In：Connectionism：Theory and practice（ed Davis S）. Oxford University Press, London, pp.84-122, 1992.
26) 寺村秀夫：日本語のシンタクスと意味Ⅱ. くろしお出版, 東京, 1984.
27) Nemeth D, Janacsek K, Turi Z, et al.：The production of nominal and verbal inflection in an agglutinative language：evidence from Hungarian. PLoS ONE, 10：e0119003, 2015.
28) 渡辺眞澄：文と動詞の認知神経心理学. 言語の認知神経心理学（高次脳機能学会 教育・研修委員会, 編）. 新興医学出版社, pp.155-179, 東京, 2025.
29) 辰巳　格, 渡辺眞澄：Marshall & Newcombe（1966, 1973）の深層失読例. 脳神経内科（神経内科）, 93：184-194, 2020.
30) Coltheart M, Patterson K, Marshall JC, eds：Deep Dyslexia. Routledge and Kegan Paul, London, 1980.
31) Patterson K, Marshall JC, Coltheart M：Surface Dyslexia：Neuropsychological and cognitive studies of phonological reading. Routledge, London, 1985.
32) Seidenberg MS, McClelland JL：A distributed, developmental model of word recognition and naming. Psychol Rev, 96：523-568, 1989.
33) Plaut DC, McClelland JL, Seidenberg MS, et al.：Understanding normal and impaired word reading：Computational principles in quasi-regular domains. Psychol Rev, 103：56-115, 1996.
34) 伊集院睦雄：読みの障害. 言語の認知神経心理学（高次脳機能学会 教育・研修委員会, 編）. 新興医学出版社, 東京, pp.123-143, 2025.
35) 三盃亜美：モジュール型モデルを仮定する従来のアプローチとコネクショニスト・アプローチ. 言語の認知神経心理学（高次脳機能学会 教育・研修委員会, 編）.

新興医学出版社, 東京, pp.51-60, 2024.
36) Woollams AM : Connectionist neuropsychology : uncovering ultimate causes of acquired dyslexia. Philos Trans R Soc Lond Biol Sci, 369 : 20120398, 2014.
37) Roberts DJ, Woollams AM, Kim E, et al. : Efficient visual object and word recognition relies on high spatial frequency coding in the left posterior fusiform gyrus : evidence from a case-series of patients with ventral occipito-temporal cortex damage. Cereb Cortex, 23 : 2568-2580, 2013.
38) Cohen L, Dehaene S, Naccache L, et al. : The visual word form area : Spatial and temporal characterization of an initial stage of reading in normal subjects and posterior split-brain patients. Brain, 123 : 291-307, 2000.
39) Cohen L, Lehéricy S, Chochon F, et al. : Language-specific tuning of visual cortex? Functional properties of the visual word form area. Brain, 125 : 1054-1069, 2002.
40) Behrmann M, Nelson J, Sekuler EB : Visual complexity in letter-by-letter reading : "Pure" alexia is not so pure. Neuropsychologia, 36 : 1115-1132, 1998.
41) Roberts DJ, Lambon Ralph MA, Kim E, et al. : Processing deficits for familiar and novel faces in patients with left posterior fusiform lesions. Cortex, 72 : 79-96, 2015.
42) Behrmann M, Plaut DC : Bilateral hemispheric processing of words and faces : evidence from word impairments in prosopagnosia and face impairments in pure alexia. Cereb Cortex, 24 : 1102-1118, 2014.
43) Dundas EM, Plaut DC, Behrmann M : The joint development of hemispheric lateralization for words and faces. J Exp Psychol Gen, 142 : 348-358, 2013.
44) Behrmann M, Plaut DC : Hemispheric organization for visual object recognition : a theoretical account and empirical evidence. Perception, 49 : 373-404, 2020.
45) Hoffman P, Lambon Ralph MA, Woollams AM : Triangulation of the neurocomputational architecture underpinning reading aloud. Proc Natl Acad Sci U S A, 112 : E3719-3728, 2015.
46) 辰巳　格, 渡辺眞澄 :「漢字」と「ひらがな」の知覚部位は同じか？. BRAIN and NERVE, 68 : 965-971, 2016.
47) 渡辺眞澄, 山崎悠貴, 和田歩美, ほか : 仮名語の音読における心像性効果. 高次脳機能研究, 41 : 91, 2021.
48) Hino Y, Lupker SJ : The effects of word frequency for Japanese Kana and Kanji words in naming and lexical decision : Can the dual-route model save the lexical-selection account? J Exp Psychol : Human Perception and Performance, 24 : 1431-1453. 1998.
49) Hino Y, Lupker SJ, Sears CR, et al. : The effects of polysemy for Japanese katakana words. Reading and Writing, 10 : 395-424, 1998.
50) 渡辺真澄, 筧　一彦, 種村　純 : 文の音読において助詞の探索が見られた小児失

語の1症例．高次脳機能研究, 24：21-28, 2004.
51) Coltheart M : Deep dyslexia is right-hemisphere reading. Brain Lang, 71 : 299-309, 2000.
52) Plaut DC, Shallice T : Deep dyslexia. A case study of connectionist neuropsychology. Cogn Neuropsychol, 10 : 377-500, 1993.
53) Beauvois MF, Dérouesné J : Phonological alexia : three dissociations. J Neurol Neurosurg Psychiatry, 42 : 1115-1124, 1979.
54) Farah MJ, Stowe RM, Levinson KL : Phonological dyslexia : loss of a reading-specific component of the cognitive architecture? Cogn Neuropsychol, 13 : 849-868, 1996.
55) Welbourne SR, Woollams AM, Crisp J, et al. : The role of plasticity-related functional reorganization in the explanation of central dyslexias. Cogn Neuropsychol, 28 : 65-108, 2011.
56) Welbourne SR, Lambon Ralph MA : Using parallel distributed processing models to simulate phonological dyslexia : the key role of plasticity-related recovery. J Cogn Neurosci, 19 : 1125-1139, 2007.
57) Ueno T, Saito S, Rogers TT, et al. : Lichtheim 2 : synthesizing aphasia and the neural basis of language in a neurocomputational model of the dual dorsal-ventral language pathways. Neuron, 72 : 385-396, 2011.
58) Ueno T, Lambon Ralph M : The roles of the "ventral" semantic and "dorsal" pathways in conduite d'approche : a neuroanatomically-constrained computational modeling investigation. Front Hum Neurosci, 7 : 422, 2013.
59) 辰巳　格, 渡辺眞澄：脳における音声の知覚と生成—言語の加齢研究と失語症—．聞くと話すの脳科学（廣谷定男，編著）．コロナ社，東京，pp. 177-227, 2017.
60) 伊集院睦雄, 伏見貴夫, 辰巳　格：漢字・仮名で書かれた単語・非語の音読に関するトライアングル・モデル（2）．失語症研究, 20（2）：127-135, 2000.
61) Crisp J, Lambon Ralph MA : Unlocking the nature of the phonological-deep dyslexia continuum : the keys to reading aloud are in phonology and semantics. J Cogn Neurosci, 18 : 348-362, 2006.
62) Crisp J, Howard D, Lambon Ralph MA : More evidence for a continuum between phonological and deep dyslexia : novel data from three measures of direct orthography-to-phonology translation. Aphasiology, 26 : 615-641, 2011.
63) Rapcsak SZ, Beeson PM, Henry ML, et al. : Phonological dyslexia and dysgraphia : cognitive mechanisms and neural substrates. Cortex, 45 : 575-591, 2009.
64) Price CJ, Howard D, Patterson K, et al. : A functional neuroimaging description of two deep dyslexic patients. J Cogn Neurosci, 10 : 303-315, 1998.
65) Patterson K, Suzuki T, Wydell T, et al. : Progressive aphasia and surface alexia in Japanese. Neurocase, 1 : 155-165, 1995.
66) Fushimi T, Ijuin M, Patterson K, et al. : Consistency, frequency, and lexicality

effects in naming Japanese Kanji. J Exp Psychol, 25 : 382-407, 1999.
67) Woollams AM, Lambon Ralph MA, Plaut DC, et al. : SD-squared : on the association between semantic dementia and surface dyslexia. Psychol Rev, 114 : 316-339, 2007.
68) Mummery CJ, Patterson K, Price CJ, et al. : A voxel-based morphometry study of semantic dementia : relationship between temporal lobe atrophy and semantic memory. Ann Neurol, 47 : 36-45, 2000.
69) Bajada CJ, Lambon Ralph MA, Cloutman LL : Transport for language south of the Sylvian fissure : the routes and history of the main tracts and stations in the ventral language network. Cortex, 69 : 141-151, 2015.
70) 渡辺眞澄, 辰巳 格 : 脳における言語の神経機構. JOHNS, 34 : 235-238, 2018.
71) Coltheart M, Tree JJ, Saunders SJ : Computational modeling of reading in semantic dementia : comment on Woollams, Lambon Ralph, Plaut, and Patterson (2007). Psychol Rev, 117 : 256-271, 2010.
72) Noble K, Glosser G, Grossman M : Oral reading in dementia. Brain Lang, 74 : 48-69, 2000.
73) Woollams AM, Lambon Ralph MA, Madrid G, et al. : Do you read how I read? Systematic individual differences in semantic reliance amongst normal readers. Front Psychol, 22 : 1757, 2016.
74) Woollams AM, Hoffman P, Roberts DJ, et al. : What lies beneath : A comparison of reading aloud in pure alexia and semantic dementia. Cogn Neuropsychol, 31 : 461-481, 2014.
75) Patterson K, Nestor PJ, Rogers TT : Where do you know what you know? The representation of semantic knowledge in the human brain. Nat Rev Neurosci, 8 : 976-987, 2007.
76) Lambon Ralph MA, Jefferies E, Patterson K, et al. : The neural and computational bases of semantic cognition. Nat Rev. Neurosci, 18 : 42-55, 2017.
77) Patterson K, Kopelman MD, Woollams AM, et al. : Semantic memory : Which side are you on? Neuropsychologia, 76 : 182-191, 2015.
78) Guo CC, Gorno-Tempini ML, Gesierich B, et al. : Anterior temporal lobe degeneration produces widespread network-driven dysfunction. Brain, 136 : 2979-2991, 2013.
79) Pascual B, Masdeu JC, Hollenbeck M, et al. : Large-scale brain networks of the human left temporal pole : a functional connectivity MRI study. Cereb Cortex, 25 : 680-702, 2015.
80) Plaut, DC : Graded modality-specific specialization in semantics : a computational account of optic aphasia. Cogn Neuropsychol, 19 : 603-639, 2002.
81) Plaut DC : Systematicity and specialization in semantics. In : Connectionist Models in Cognitive Neuroscience : Proceedings of the Fifth Annual Neural

Computation and Psychology Workshop (eds Heinke D, Humphreys GW, Olson A). Springer-Verlag, New York, 1999.
82) Damasio H, Grabowski TJ, Tranel D, et al. : A neural basis for lexical retrieval. Nature, 380 : 499-505, 1996.
83) Hickok G, Poeppel D : The cortical organization of speech processing. Nat Rev Neurosci, 8 : 393-402, 2007.
84) Hoffman P, Binney RJ, Lambon Ralph MA : Differing contributions of inferior prefrontal and anterior temporal cortex to concrete and abstract conceptual knowledge. Cortex, 63 : 250-266, 2015.
85) Hoffman P, Lambon Ralph MA : From percept to concept in the ventral temporal lobes : Graded hemispheric specialisation based on stimulus and task. Cortex, 101 : 107-118, 2018.
86) Lambon Ralph MA, Lowe C, Rogers TT : Neural basis of category-specific semantic deficits for living things : evidence from semantic dementia, HSVE and a neural network model. Brain, 130 : 1127-1137, 2007.
87) Lambon Ralph MA, Ehsan S, Baker GA, et al. : Semantic memory is impaired in patients with unilateral anterior temporal lobe resection for temporal lobe epilepsy. Brain, 135 : 242-258, 2012.
88) Adlam ALR, Patterson K, Bozeat S, et al. : The Cambridge Semantic Memory Test Battery : detection of semantic deficits in semantic dementia and Alzheimer's disease. Neurocase, 16 : 193-207, 2010.
89) Jefferies E, Lambon Ralph MA : Semantic impairment in stroke aphasia versus semantic dementia : a case-series comparison. Brain, 129 : 2132-2147, 2006.
90) Gorno-Tempini ML, Hillis AE, Weintraub S, et al. : Classification of primary progressive aphasia and its variants. Neurology, 76 : 1006-1014, 2011.
91) 井村恒郎：失語―日本語における特性―．精神経誌, 47 : 196-218, 1943.
92) Sasanuma S, Monoi H : The syndrome of Gogi (word-meaning) aphasia : selective impairment of kanji processing. Neurology, 25 : 627-632, 1975.
93) 春原則子, 金子真人：標準抽象語理解力検査（宇野 彰監修），インテルナ出版，東京, 2002.
94) 佐藤ひとみ：意味連合検査，エスコアール，千葉, 2022.
95) 小森憲治郎, 武田直也, 森　崇明, ほか：語義失語再考．高次脳機能研究, 40 : 272-279, 2020.
96) 小森憲治郎：意味性認知症の言語症状としての語義失語．神経心理学, 37 : 164-170, 2021.
97) Warrington EK, Shallice T : Category specific semantic impairments. Brain, 107 : 829-854, 1984.
98) Hodges JR, Patterson K, Oxbury S, et al. : Semantic dementia : progressive fluent aphasia with temporal-lobe atrophy. Brain, 115 : 1783-1806, 1992.

99) Bozeat S, Lambon Ralph MA, Patterson K, et al. : Non-verbal semantic impairment in semantic dementia. Neuropsychologia, 38 : 1207-1215, 2000.
100) Geschwind N : Disconnexion syndromes in animals and man. I. Brain, 88 : 237-294, 1965.
101) Geschwind N : Disconnexion syndromes in animals and man. II. Brain, 88 : 585-644, 1965.

Chapter 1 理論的観点と方法

2 モジュール型モデルを仮定する従来のアプローチとコネクショニスト・アプローチ

筑波大学人間系　三盃　亜美

臨床に役立つ ワンポイントアドバイス

　臨床現場では，単語の言語処理を考える際に認知モデルが使用される。これまで主に2つのアプローチからさまざまな認知モデルが考案されてきた。従来のアプローチでは，ロゴジェン・モデルのようなモジュール型モデルを仮定して，各認知機能の処理単位（モジュール）を箱で表し，モジュール間の情報のやり取りの方向を矢印で示してモデル化する。もう一方のコネクショニスト・アプローチでは，脳の神経細胞（ニューロン）の働きを模して情報処理をモデル化する。単語の「読み」処理に関して，従来のアプローチによる代表的なモデルが二重経路モデル（DRCモデル），コネクショニスト・アプローチによる代表的なモデルがトライアングル・モデルである。これら2つのアプローチは，心的辞書を仮定するかどうか，読みの規則を仮定するかどうかという点で異なるだけではなく，モデル構築においてめざすもの（目標）も異なる。

Key word

モジュール型モデル：認知機能の処理単位（モジュール）を箱で，情報の流れる方向を矢印で示した認知モデル。
コネクショニスト・モデル：脳の神経細胞（ニューロン）の働きを模して情報処理を示したモデル。
心的辞書：単語の綴りや音に関する語彙情報の集合体を指す概念。

---

1. モジュール型アプローチとコネクショニスト・アプローチ

　単語の言語処理を表す認知モデルには，各認知機能の処理単位（モジュール）を箱で表し，モジュール間の情報のやり取りの方向を矢印で示したモデルがある。このようなモジュール型モデル（例：ロゴジェン・モデル）では，その言語処理を行ううえで必要なモジュールは何か，そして，モジュール間のやり取りによって，どのように情報が変換されて流れていくかを，フローダイアグラムとして記述する。一方で，脳の神

経細胞（ニューロン）の働きを模して情報処理をモデル化するアプローチがある。このアプローチは，コネクショニスト・アプローチ，または，並列分散処理アプローチ（parallel distributed processing アプローチ：PDPアプローチ）と呼ばれる。コネクショニスト・アプローチによるモデルをコネクショニスト・モデル，または，並列分散処理モデル（PDPモデル）という。

　ここでは，単語の「読み」処理に焦点をあてて，モジュール型モデルを仮定する従来のアプローチと，コネクショニスト・アプローチを概説する。ここでの読み処理とは，文字列（単語の綴り）を音韻列（単語の音）に変換する過程をいう。以下では，単語の読み処理を表すモデルとして，従来のモジュール型アプローチによる二重経路モデルと，コネクショニスト・アプローチによるトライアングル・モデルを取り上げる。

2. 二重経路モデル

　従来のモジュール型アプローチとして代表的な二重経路モデルでは，性質が異なる2つの処理経路，語彙経路（lexical route）と非語彙経路（nonlexical route）によって，単語の読みが達成される。一般に，ヒトの認知システムをコンピュータ上でソフトウェア化したモデルを，シミュレーション・モデルという。特に，シミュレーション・モデルとして開発された二重経路モデルを二重経路カスケードモデル（dual route cascaded model：DRCモデル）[1]と呼ぶ。DRCモデルの構造は，アルファベット語圏の文字体系に基づく。そのためDRCモデルを日本語の単語の読みに適用する際には，日本語の文字体系を考慮するなど，注意が必要である。以下，英単語の読みを例に，DRCモデル（図1）を説明する。

　英語のDRCモデルでは，あるモジュール内のユニットが活性すると，次のモジュールに，その活性したユニットの情報が送られる。その情報伝達は，ユニットの活性状態が閾値を超えたら次のモジュールに情報を伝達するという閾値ベースではない。DRCの「C：cascaded」が意味するように，モジュールからモジュールへ滝のように情報が流れている。

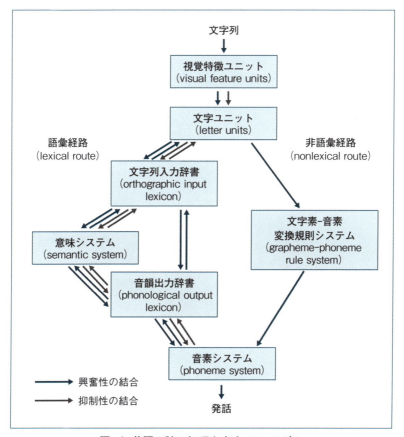

図1 ▶ 英語の読み処理を表すDRCモデル

(Coltheart M, Rastle K, Perry C, et al. : DRC : A dual route cascaded model of visual word recognition and reading aloud. Psychol Rev, 108 : 204-256, 2001.[1] より改変引用)

　モデルに文字列が呈示されると，まず，視覚的分析（visual analysis）が行われる。視覚的分析は，視覚特徴ユニット（visual feature units）と文字ユニット（letter units）という2つのモジュールからなる。視覚特徴ユニットの各ユニットは文字の形態特徴（横線，縦線，右下がりの斜線など）を，文字ユニットの各ユニットはアルファベット1文字を表す。呈示された文字列に対して，視覚特徴ユニット内で，文字位置ごとに，構成文字の形態特徴を表すユニットが活性する。その情報が文字ユニットに伝達されると，文字位置ごとに，その形態特徴をもつ文字ユニット

が活性する。このように，視覚的分析では，文字の形態特徴から，呈示された文字列の構成文字を視覚的に同定する。

　活性した文字情報は，語彙経路と非語彙経路に送られる。語彙経路は，文字列入力辞書（orthographic input lexicon），音韻出力辞書（phonological output lexicon），意味システム（semantic system）の3つのモジュールからなる。文字列入力辞書の各ユニットは単語の綴りを，音韻出力辞書の各ユニットは単語の音を表す。つまり，それぞれの心的辞書に，単語単位で，綴りや音の知識を格納している。意味システムの各ユニットは，単語のさまざまな意味情報を表す。一方，非語彙経路は，文字素-音素変換規則システム（grapheme-phoneme rule system）と呼ばれるモジュールをもつ。このシステムには，文字素と音素の対応関係に関する規則（読みの規則）が格納されている。

　語彙経路では，文字ユニットから文字列入力辞書に文字情報が流れると，文字列入力辞書内で，その文字を同じ位置でもつ単語すべてが活性する。一方で，その文字位置で他の文字をもつ単語の活性は抑制される。例えば，1文字目でCを表す文字ユニットが活性すると，文字列入力辞書内で，Cから始まる単語がすべて活性し，他の文字から始まる単語の活性は抑制される。同様に，2文字目でAを表す文字ユニットが活性すると，2文字目にAをもつ単語がすべて活性し，A以外の文字を2文字目にもつ単語の活性は抑制される。このように，文字ユニットと文字列入力辞書間では，興奮性と抑制性の情報伝達を行う。そのため，文字列入力辞書内では，呈示された文字列と全く同じ綴りを表すユニットが最も強く活性し，似た綴りを表すユニットも活性している状態になる。文字列入力辞書内の各ユニットは，音韻出力辞書内の対応するユニット1つと結合している。つまり，これら辞書間で，単語の綴りと音が1対1対応で対応づけられている。文字列入力辞書内で活性した各ユニットは，音韻出力辞書内の，対応するユニットを活性させる。このように，語彙経路には，文字列入力辞書の情報が，直接，音韻出力辞書に流れ，単語の綴りを対応する音に直接変換するという経路（直接経路）がある。一方で，文字列入力辞書から，意味システムに情報が流れ，さらに意味シ

ステムから音韻出力辞書に情報が流れるという経路もある。この意味システムを介した経路では，単語の綴りから，その単語の意味を想起して，その意味をもつ単語の音に変換するという処理が行われる。これらの直接経路と意味システムを介した経路での処理は，並列的に（同時に）行われる。また，語彙経路内の3つのモジュールは双方向に結合しているため，実際には，モジュール間で双方向に情報伝達が行われている。

一方，非語彙経路では，視覚的分析で活性した文字情報が，文字素 – 音素変換規則システムに送られる。そのシステム内で，読みの規則にしたがって，文字素が対応する音に変換される。活性した音に関する情報は音素システム（phoneme system）に送られる。この一連の流れは，1文字目の処理が終わった後に，2文字目の処理といったように，文字位置順に系列的に行われる。

以上の語彙経路と非語彙経路は同時に働いて，文字列を音に変換し，変換した音の情報を音素システムに送る。音素システムは，出力バッファーのような役割を果たし，最終的な発音を決定する。音素システムの各ユニットは，英語の音素を表す。語彙経路や非語彙経路からの情報が音素システムに流れると，音素位置ごとに，その音に対応するユニットが活性する。DRCモデルでは，各音素位置で最も強く活性しているユニットの活性レベルが閾値を超えたら，最終的な発音が決定されたと判断し，発話に至る。つまり，モジュール間の情報伝達は閾値ベースではないが，音素システムでの最終的な発音決定時のみ，閾値ベースでの処理がなされる。

3. トライアングル・モデル

トライアングル・モデル[2]（**図2**）は，単語の言語処理を表す，代表的なコネクショニスト・モデルの1つであり，コネクショニスト・モデル共通の処理原理で情報伝達を行う。以下，その処理原理を概説しながら，トライアングル・モデルを説明する。

コネクショニスト・モデルの処理要素は，ヒトの神経細胞（ニューロ

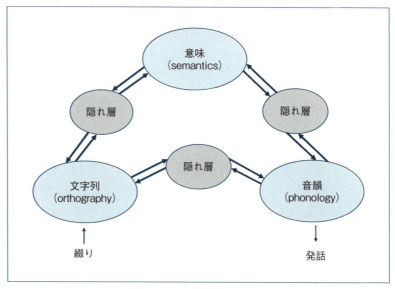

図2 ▶ トライアングル・モデル
(Seidenberg MS, McClelland L : A distributed, developmental model of word recognition and naming. Psychol Rev, 96 : 523-568, 1989.[2]) より改変引用)

ン)を模した処理ユニットと,ユニット間の結合である。結合の強さ(結合強度)は,それぞれのユニット間で異なる。ヒトの神経細胞の情報伝達と同様に,各ユニットは,結合しているユニットから入力信号を受け取ると,その受け取った入力信号に合わせて,自分の活性状態(活性の強さ)を変える。そして,自らの活性状態を,結合している別のユニットへ伝える。各ユニットの活性状態は,数式にしたがって計算される。ユニットjの活性状態の計算方法を例にする(**図3**)。ユニットjは,結合している他のユニットそれぞれから「活性状態(0〜1の連続変数)×結合強度(正負の連続変数)」の乗法で得られた値を入力信号として受け取る。そして,非線形の「シグモイド関数」と呼ばれる数式の変数に,入力信号の総和(net input)を代入する。そうして得られた値が,ユニットAの活性状態(0〜1の連続変数)である。

　トライアングル・モデルは,文字列(orthography),意味(semantics),音韻(phonology)それぞれの表象を表すユニットの集合体(ユニット

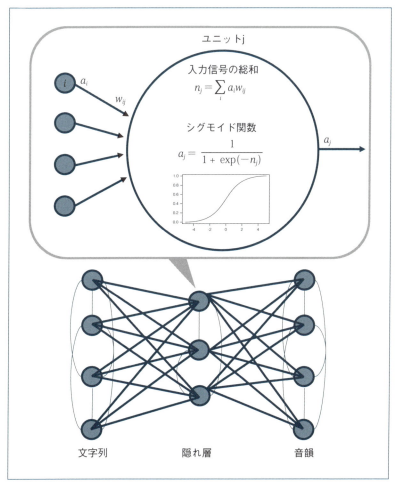

図3 ▶ ユニットの活性状態の決定方法とユニット間の結合

ユニットiからユニットjへの入力信号は,「ユニットiの活性状態 (a_i)×ユニットiとユニットj間の結合強度 (w_{ij})」という乗法で得られる。ユニットjと結合している各ユニットからの入力信号の総和が n_j である。この入力信号の総和をシグモイド関数に代入して,ユニットjの活性状態 (a_j) が 0〜1の間の数値で決定する。シグモイド関数を表すグラフの縦軸がユニットjの活性状態 (a_j),横軸がユニットjへの入力信号の総和 (n_j) である。

群)からなる。そして,各ユニット群の間には,隠れ層,または,中間層と呼ばれるユニット群がある。一般に,隠れ層内のユニットは隠れユニットと呼ばれる。コネクショニスト・モデルでは,モデルの処理性能を上げるために隠れ層が用意されている。

トライアングル・モデルでは，それぞれのユニット群で，すべてのユニット同士が結合し，さらに，そのユニット群の各ユニットが，次のユニット群のすべてのユニットと結合している。文字列→隠れ層→音韻という一方向の経路を例にすると（**図3**），文字列を表すユニット群（以下，文字列層）ではすべてのユニット同士が結合し，かつ，それぞれのユニットが，すべての隠れユニットと結合している。そして，隠れ層内では，隠れユニット同士が結合し，かつ，隠れユニットそれぞれが音韻を表すユニット群（以下，音韻層）すべてのユニットと結合している。さらに，音韻層内では，すべてのユニット同士が結合している。このように，ユニットが相互に結合してネットワークを構築し，情報を処理している。

トライアングル・モデルにおける単語の「読み」処理とは，入力された文字列に対応する音韻列を計算することである。トライアングル・モデルでは，文字列，意味，音韻レベルの表象それぞれを表すユニット群が，隠れ層を介して，双方向に，かつ，並列的に，情報をやり取りして，最終的な発音を決定している。読みに関連する主な処理過程は，①文字列の表象から音韻表象を計算する直接的な過程（文字列⇒音韻），②文字列の表象から意味表象を計算して，意味表象から音韻表象を計算する過程（文字列⇒意味⇒音韻）である。しかし，実際には，最終的な発音を決定するまでに，表象間で双方向に情報のやり取りが続く。そのため，これら2つ以外の処理も同時に行われている。

また，コネクショニスト・モデルは，学習によって，正しい出力ができるようになる。トライアングル・モデルにあてはめると，学習によって，文字列，音韻，意味レベルの表象間の正しい計算が可能となり，入力された単語を正しく読むことができるようになる。一般に，コネクショニスト・モデルでの学習とは，一定のアルゴリズムにしたがって，結合強度を変更して，正しい出力をできるようにすることである。結合強度が変わると，次のユニットに送る信号の重みづけが変わるため，表象間の計算自体に変化をもたらす。つまり，結合強度の変更によって，各ユニットが，どのユニットに，どれだけの強さの信号を送ればよいかが変わるため，結果的に，それぞれの表象レベルで，ある単語の処理に強く

関与するユニット（活性状態が高いユニット）のパターンが変わることになる。トライアングル・モデルには，心的辞書のような単語の綴りや音の明示的な知識は記述されていない。しかし，結合強度のパターンで表象間の計算結果（ユニットの活性状態のパターン）が変わり，ある表象から次の表象への変換結果が大きく変わる。そのため，結合強度のパターン自体が，トライアングル・モデルのもつ単語の知識ともいえる。

4. モジュール型モデルを仮定する従来のアプローチとコネクショニスト・アプローチの違い

単語の言語処理において，DRCモデルなどのモジュール型モデルを用いた従来のアプローチと，トライアングル・モデルなどのコネクショニスト・モデルを用いたアプローチでは，いくつかの違いがある。①心的辞書，②規則，③モデル構築においてめざすもの（目標）という3点に焦点をあてて，その違いをDRCモデルとトライアングル・モデルを例に概説する。

一般に，局所表現（local representation）と分散表現（distributed representation）と呼ばれる様式で，単語の表象を表す。従来のアプローチでは，単語の知識が格納された心的辞書を仮定する。DRCモデルであれば，単語の綴りに関する心的辞書（文字列入力辞書）と単語の音に関する心的辞書（音韻出力辞書）をもつ。DRCモデルの心的辞書内では，1つのユニットが，1つの単語の綴りや音に対応する。したがって，局所表現で単語の綴りや音の表象を表している。一方，トライアングル・モデルには，心的辞書は存在しない。文字列を表すユニット群の活性パターンで各単語の綴りを表し，音韻を表すユニット群の活性パターンで各単語の音韻列を表す。つまり，分散表現で単語の綴りや音の表象を表している。

心的辞書だけではなく，規則を適用した処理を仮定するかどうかでも異なる。DRCモデルでは，非語彙経路の文字素‐音素変換規則システムに，例えば「eaという文字素は/iː/と読む」といった，読みの規則が明

示的に用意されている。そのシステムで,読みの規則を適用して,規則通りに,呈示された文字列を音に変換していく。一方,トライアングル・モデルには,読みの規則をもつシステムは明示的には存在しない。多数の単語（コーパス）を何度も読むという学習を通して,コーパス内の単語がもつ統計的な性質（例：「ea」は /iː/ と読むことが多い,時々,/e/ と読むこともある）を抽出し,その統計的な性質を文字列⇒音韻経路の結合強度に反映させる。こうして,トライアングル・モデルは学習を通じて統計的に多い読み方を獲得し,その読み方の典型性（一貫性）の程度にしたがった読み処理を行っている。

　また,モデル構築における目標にも違いがある。DRCモデルでは,何らかの変更を加えモデルを更新した際に,その新しいモデルがこれまでの知見（例：健常成人や後天性の失読患者の音読特徴や語彙判断特徴など）を説明でき,かつ,変更を加える前のモデルでは説明できなかった現象を説明できなければならないと考える。つまり,音読や語彙判断などの多くの事象を説明できるモデルを構築することを目標とする。一方,トライアングル・モデルの考えに沿って構築された,「読み」のコネクショニスト・モデルでは,多くの音読や語彙判断の現象を説明することに主眼をおかない。むしろ,構築したモデルの振舞いから,その研究で扱う理論を発展させることをめざしている。そのため,これまでさまざまなバージョンのモデルが構築されてはいるものの,その構造（例：文字列,意味,音韻それぞれの表象を表すためのユニット数や,表象の表現方法など）はモデル間で異なっている。

Reference

1) Coltheart M, Rastle K, Perry C, et al. : DRC : a dual route cascaded model of visual word recognition and reading aloud. Psychol Rev, 108 : 204-256, 2001.
2) Seidenberg MS, McClelland JL : A distributed, developmental model of word recognition and naming. Psychol Rev, 96 : 523-568, 1989.

Chapter 1 理論的観点と方法

3 認知心理学との関係

早稲田大学文学学術院　日野　泰志

> **臨床に役立つ ワンポイントアドバイス**
>
> 「表象」という概念は，認知心理学の中心的な概念である。例えば，私達が物を見る際の，視覚情報処理について考えると，その重要性を実感できる。私達は眼を開くと，周囲に安定した三次元空間が存在することを認識する。しかし，視覚情報処理において，私達が眼という感覚器官を通して外界から受け取る情報は，左右の眼球の背後にある網膜上に投影された光の情報のみである。つまり，私達は，二次元平面上に投影された光の情報を受け取って，安定した三次元空間を認識する。このように，私達が物を見るという行為は，決して，外界の情報をそのまま写し取っているのではなく，複雑な解釈のプロセスを経て，外界に対する「表象」を心のなかに成立させているのである。それゆえ，私達が受け取る視覚刺激と，心のなかに成立する「表象」との間にズレが生じる場合がある。錯視図形は，この代表的な例である。このように，「表象」という概念を仮定しないと，刺激の物理特性と認識との間のズレを問題にすることすら難しくなってしまうのである。

Key word

古典的条件づけ：条件づけの手続きの１つ。学習者の意図とは関係なしに学習が進行する手続き。学習者による自発的学習の手続きは道具的条件づけ。
事象関連電位：特定の事象（刺激や反応）に起因する頭皮上の電位変化。血流や代謝に依存しないので，脳の神経活動をリアルタイムに観察できる。
意味的プライミング効果：ターゲットに先行して関連あるプライムが提示されると，関連のないプライムが提示された場合よりもターゲットに対する処理が促進される文脈効果。
多義性効果：語の意味数の違いによる効果。語－非語判断課題や音読課題で報告され，意味数が多い語ほど反応が速く正確である。

1. 認知心理学による「心」へのアプローチ

認知心理学とは，どのような学問なのだろうか。ここでは，認知心理学が生まれた背景から認知心理学について説明し，認知神経心理学との関係にも言及する。

2. 心と行動

　認知心理学について紹介するために，まず，私達の「心」と「行動」はどう違うのかという問題から始めよう。私達は，物理的な世界に存在している。それゆえ，周囲の人達の行動を，容易に観察できる。人の身体は物理的な存在であり，行動は，人の身体の物理的状態変化として表出する。また，私達は，外界からの光信号を受容することのできる眼という感覚器官を通して，外界に存在する物体の状態を認識することができる。そのため，眼を使って，人の行動を見ることができる。

　では，同じように人の「心」を観察することができるだろうか。そもそも，「心」とはどのような存在だろうか。例えば，私の娘が，笑ったり泣いたりする姿を私は容易に観察できるが，その娘の心のなかを覗くことはできない。そのため，笑っている娘に近づくと，急に怒られたりすることもある。このように，私達は，「心」を物理的なものとして認識しているわけではない。「心」が物理的な存在でないなら，当然，私達の眼も，「心」を認識するためには役に立たない。

❶ 心の存在の証明

　では，眼で見ることのできない「心」は，本当に存在するのだろうか。実は，この問題は，心理学が成立する前から議論されてきた問題である。この問題が解決されなければ，そもそも，「心」を対象とした研究など成立しなかった可能性すらある。ルネ・デカルトは，心理学が成立する以前に，この問題に取り組み，心が存在することを証明した哲学者である[1]。「われ思う，ゆえに我あり。」というのが彼の心の存在の証明である。「私は，心が本当に存在するのかどうか考えた。そのとき，ふと気付いたのである。私が心の存在について考える時，そこには考えるという行為を行う主体が存在しなければならないということを。この主体こそ，心である。つまり，私が心の存在について考えることができるということは，私には心が存在するということの証明なのである。」このように，デカルトは，自分で自分の心について考えるという方法を通して心の存在を証明した。この方法は，心理学では，内観法（introspection）

と呼ばれる方法である。

❷ 自然科学の発達

心理学の成立に影響した要因がもう1つ存在する。自然科学の台頭により、私達の周囲で生じる天変地異を含む諸現象が、より明確に説明できるようになった。こうした自然科学の発達を背景として、19世紀後半に心理学は誕生する。心理学が成立した当時、私達の周囲の有り様をうまく説明することに成功した「科学」という研究法を利用すれば、私達の内なる「心」の世界についても、うまく説明できるに違いないと目論んだ研究者が存在したということなのかもしれない。

❸ 初期の心理学と内観法

では、心理学が誕生した当初、その研究には、どのような方法が採用されたのだろうか。デカルトが内観法を使って心の存在を証明したことから、内観法が心を研究するための最も重要な方法として採用されたようである。しかし、内観法による報告は、自分で自分のことを報告する主観的報告である。この方法に頼る心理学は、客観性を重視する科学という研究法と矛盾しないのだろうか。実は、客観性という問題から、内観法に頼った心理学は批判されることになる。

3. 客観性とは？

心理学が科学の一領域として存在するには、客観性が保証された研究法が不可欠である。では、客観性とはどのよう概念だろうか。例えば、次の問題を考えていただきたい。

Aさんが非常に精密なものさしを使って、机のひとつの辺を測定した。その結果、Aさんはその辺の長さを86.0cmと報告した。この報告は客観的報告だろうか、それとも主観的報告だろうか？

Aさんは、非常に精密なものさしを使って測定しているため、Aさんの報告は客観的と考えるかもしれない。しかし、Aさんは、測定すると

いう個人的な体験に基づいて報告していることから，この報告は主観的報告とみなされる。では，客観性は，どのように保証されるのだろうか。私達が測定を行う場合，その測定結果の報告は，常に，観察者個々人の体験に基づくため，主観的報告に過ぎない。しかし，個々の報告が一致する場合を考えることができる。Aさんが机の一辺を測定した結果を86.0cmと報告し，BさんもCさんもDさんもEさんも，同じく86.0cmと報告した場合，個々の主観的報告が一致する。これを相互主観性と呼ぶ。このように誰が観察しても，同じ主観的報告を行うことが確認されると，相互主観性が認められる。そして，この相互主観性をもって，客観性が定義される[2]。例えば，教室の前にある「机」の存在を客観的に証明してみよう。教室にいるすべての学生に，教室の前に「机」があるかどうかを報告してもらう。誰もが，「教室の前には机がある。」と報告したなら，そこに相互主観性が確認され，客観的に教室の前に「机」が存在することが証明される。では，この方法を使って，私の「心」の存在を証明できるだろうか。私自身は，「私には心がある。」と主張しても，私以外の人は，私の「心」の存在を確認することができない。その結果，相互主観性は保証されず，私の「心」の存在は，科学の方法では証明されないことになる。科学という研究法に立脚する心理学にとって，客観性の保証は非常に重要である。そのため，内観法に頼った心理学は批判され，行動主義が台頭することになる。

4. 行動主義

　行動主義は，客観性を保証するために，物理的実体を伴わない概念の使用を禁止した。その結果，「心，意識，期待，意図」などの用語は心理学の理論から排除された。同時に，心理学の研究は，客観的観察が不可能な「心」を対象とするのではなく，物理的実体が存在し，客観的観察が可能な「行動」を対象とすることになる。そして，客観的観察が可能な物理刺激と，その刺激によって誘発される反応としての行動との間の対応関係として行動が記述された。行動主義者たちは，刺激と反応の間

の対応関係を観察することで，その対応関係に潜むルールを発見し，こうしたルールを使って，人や動物の行動を説明し，予測し，制御することのできる理論の構築をめざしたのである。

　行動主義の代表的な事例として，古典的条件づけを挙げよう。古典的条件づけとは，パブロフの犬の実験で知られる学習の手続きである。犬に，エサを与えると同時に，特定の音を聞かせることを繰り返すと，やがて，その犬は，その音を聞くと，唾液を分泌するようになる。もともと犬は，エサ（無条件刺激）を与えると唾液を分泌する（無条件反応）が，音を聞いても唾液を分泌しない。しかし，音刺激（条件刺激）とエサ（無条件刺激）の対提示を繰り返すことで，音刺激（条件刺激）が唾液分泌（条件反応）を引き起こすという新しい行動が学習されるのである。

　この古典的条件づけの手続きは，行動療法にみられるように，人の行動の制御にも利用されている[3]。例えば，夜尿症の治療には，古典的条件づけを使った行動療法が行われるそうである。また，この古典的条件づけの手続きは，音刺激や唾液分泌量など，客観的観察が可能な概念のみで構成されており，音を聞いた犬が何を考えたかなどということは一切問題にされない。このように，科学の方法で観察可能な概念のみを対象に，人や動物の行動を説明する科学としての心理学が成立したのである。行動主義は，20世紀初頭には，大きな注目を集めた。心理学者といえば，誰もが行動主義者と言えるくらいに行動主義の心理学が盛んだったそうである。しかし，やがて，物理的刺激とその反応としての行動との間の対応関係のみに注目するという行動主義の基本的な考え方に満足できず，この枠組みを疑問視する心理学者が出てくることになる。

5. 行動の刺激独立性

　行動主義の理論が曖昧性のない良い理論であるなら，特定の物理刺激は常に特定の行動（反応）を引き起こすはずである。しかし，図1の左から2番目の刺激のような曖昧な刺激を提示され，これを読み上げるように言われたとき，その読みあげ反応は，状況によって異なるだろう。

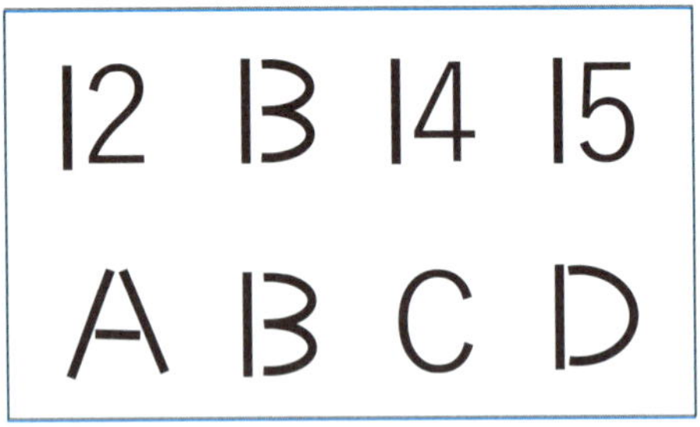

3 認知心理学との関係

```
12  13  14  15
A   B   C   D
```

図1 ▶ 行動を引き起こす要因は？

上の行と下の行を左から順番に読み上げるよう求められたら，上下の行の左から2番目の刺激を，どのように読み上げるだろうか？ 2番目の刺激が数字と認識されたのか，アルファベットと認識されたのかに依存して，反応が決まるように思われる。
(村田孝次：教養の心理学．培風館，東京，1975．)

　上の行だけを提示されれば「13」と読み上げる人が多いのに対して，下の行のみが提示されると「B」と読み上げる人が多いだろう。同じ物理的特徴をもつ刺激に対して異なる反応・行動が生じるということは，私達の行動が刺激の物理的特徴に完全に束縛されているわけではないことを示唆する。むしろ，人の行動は，その刺激が心のなかで，どのように認識されたのか，その認識をもとに，どのような目標が設定されたのかということに基づいて決定されるものなのである。この性質は行動の刺激独立性と呼ばれる[4]。

　さらに，行動主義の理論は，人が行動する背景にどのような目標や意図があったのかということを問題にすることを許さない。例えば，ある写真を見て泣いている人がいたとしよう。この様子を観察した行動主義者は，写真に対する反応として泣くという行動が生じたと説明する。しかし，写真を見て，うれしくて泣く人と悲しくて泣く人の行動を区別することはできない。このように，人の行動を説明するのに，その行動の背景にある認識や目標などへの言及を許さない理論には限界があるものと思われる。

6. 認知心理学

　こうした問題から，心理学の理論に，心のなかで生じる認識という概念を取り戻そうとする考え方が生まれる。これが認知心理学である。認知心理学では，心のなかに生じる認識にあたる概念として「表象（representation）」を仮定する。この「表象」という概念は，後述するように，物の世界と心の世界をつなぐ概念として位置づけられる。心のなかに生じる認識を心理学の理論のなかに持ち込むことにより，刺激によって，どのような認識が生じ，その結果，どのような行動が生じたのかということを問題にすることができるようになる。そのため，行動の刺激独立性についても説明できるし，「写真を見て泣く」という行動の説明のために，その行動の背景にある認識を持ち込むことも可能になる。

　しかし，認知心理学が「表象」という概念を仮定して，心のなかで生じる認識について言及することを可能にしたことは，客観性の保証という点では問題ないのだろうか。「表象」という概念の使用を許すことは，物理的実体を伴わず，客観的観察が不可能な概念の使用を許したことにならないのだろうか。

7. 人とコンピュータ

　これまで，「心」や「認識」などの概念は物理的実体を伴わないと説明してきたが，実は，「心」も「認識」も物理システムによって支えられたものであるとしたらどうだろう。私達には身体があり，その身体という生物学的なハードウェアに支えられて私達の「心」が機能し，その心のなかに「認識」が生じるとしたらどうだろう。

　人が心と身体という二次元で構成された認知システムであるとすれば，そこにはどんな仕組みが備わっているのだろう。コンピュータを例に考えるとわかりやすい。コンピュータは，電気回路であるハードウェア上で，ソフトウェアが機能する。コンピュータは，人と同じように二次元で構成された認知システムである[4]。

3 | 認知心理学との関係

　私達は，コンピュータに，私達が意味理解可能な処理を行うように命令することができる。ソフトウェア・レベルで，プログラムを記述することで，私達が理解できる形で，作業をコンピュータに実行させることができる。一方，コンピュータは，ハードウェア・レベルの操作としてその作業を実現する。この場合，ソフトウェアは，私達が意味理解可能な形式で処理を命令するのに対して，ハードウェア・レベルでは，電気回路の性質に依存した形式で処理を行う。例えば，コンピュータに3×4という演算を行わせるとしよう。私達は，そこで，例えば，「3が4回加算されて，12という答えが導かれること」を期待する。一方，電気回路であるハードウェアは，その演算をハードウェアの性質に依存する形で実行する。まず，3という数字は，二進数で「0011」と表現される。十進数よりもONとOFFの配列として与えられる2進数のほうが，電気回路には扱いやすい。さらに，ハードウェアの性質に依存する処理として，最も簡単な形で作業が進行するかもしれない。4は2^2であるから，3に対して2^2の積を計算するには，「0011」を<u>左に2桁ずらす</u>という作業を行えばよい。「1100」を十進数に変換すると12となる。これはビット演算と呼ばれるものである。このビット演算の例は極端な例かもしれないが，ここに示したように，ソフトウェア・レベルでは，人が理解可能な形で操作が記述されるのに対して，ハードウェア・レベルでは，ハードウェアの性質に依存して操作がなされるのである。このように異なるレベルの処理は，異なるルールに従うものの，ソフトウェア・レベルとハードウェア・レベルの間では，常に，写像関係が維持されるのである。

　コンピュータと同じように，私達の心と身体の間にも，写像関係が維持されているとすれば，心のなかに生じた認識は，常に，身体，特に，脳神経回路網上の固有の物理状態（神経活動）との間に写像関係を維持していることになる。つまり，私達が「うれしい」と感じたり，「悲しい」と感じたりする時には，そう感じることを可能にしてくれる固有の物理状態（神経活動）が私達の脳に生じているはずである。このように仮定すれば，私達は，脳の神経回路網の状態を観察することで，心のなかにどのような認識が生じているのかを観察できることになる。実は，「表

象」という概念は，こうした写像関係を内包した概念なのである。

こうした写像関係を仮定すると，科学の方法を使って，脳の神経活動を客観的に観察し，得られたデータをもとに，心の仕組みを解明することができるはずである。ここから，認知神経心理学と認知心理学の関係も明らかだろう。

8. 心と身体の写像関係を規定するルール

では，心と脳の神経活動との間の写像関係はどのようなルールに従うのだろうか。この写像関係を実現しているルールは，実は非常に複雑であり，簡単に解明することはできないかもしれないと Fodor [5] は予測する。最後に，この困難さと関連するかもしれない事例を紹介しよう。

❶ 象関連電位における N400 の振幅

ここでは，語の意味処理に関する事象関連電位の研究を例として挙げよう。脳の神経活動によって電位変化が生じる。この脳波を頭皮上に貼り付けた電極から観察できる。実験参加者に刺激を提示し，その刺激に対してある課題を行うよう教示すると，刺激提示からの脳活動による電位変化を頭皮上の電極を介して観察できる。こうして測定される脳波は，その課題遂行にかかわる神経活動を反映する。心のなかの活動は，神経レベルの活動との間に写像関係が仮定されるため，脳波は，心のなかで行われた作業をも反映するはずである。ただし，脳波は，神経活動の震源から，骨や皮膚などを含むさまざまな物質を介して電極に到達する。そして，物質によって伝導率が異なるため，頭皮上の電極で観察される脳波は，その電極直下の脳部位の神経活動を反映するわけではない。そのため，事象関連電位の空間解像度は低いと言われるが，脳活動の時間的変化については，高い感度をもつ。私達は語を読むや否や，ほんのわずかな時間でその語の意味情報を検索する。そのため，時間解像度が高い事象関連電位は，語の読みのメカニズムを解明するうえで，有力な手段の1つと考えられている。

しかし，上に記した通り，心のなかの作業と脳の神経活動との間の写

像関係を規定するルールは決して単純ではない。そのため，事象関連電位と心のなかのプロセスとを対応づける作業にも，困難が生じる場合がある。

　語の意味処理を反映する事象関連電位としてN400がある。これは，語刺激の提示から約400ミリ秒後に負方向の振幅が最大になる成分であり，これが意味処理のプロセスと関連があることは多くの研究者により指摘されている[6]。ただし，N400の振幅の大きさがどのような要因によって変動するのかという点については，複数の異なる意見が存在する。例えば，意味的プライミング効果の実験では，関連ありペア（e.g., イヌ－ネコ）よりも関連なしペア（e.g., イス－ネコ）のターゲット語に対する語−非語判断の際のN400の振幅が大きくなる。この結果から，N400の振幅は，活性化される意味情報間の不一致性の程度に依存するとの提案がある[7]。しかし，多義性効果の観察を試みた語−非語判断課題では，多義語のほうが，一義語よりもN400の振幅が大きくなる。そのため，N400の振幅は語によって活性化される意味情報量を反映するとも提案されている[8]。さらに，行動データをみると，意味的プライミング効果の実験では，N400の振幅が大きい関連なしペアに対する反応は，関連ありペアに対する反応よりも遅いのに対して，N400の振幅が大きい多義語に対する反応は一義語に対する反応よりも速い。このように，N400の振幅がどのような要因に依存して決まるのかという問題は，心と身体の間の写像関係を規定するルールが非常に複雑なものであることを反映しているかのようである。しかし，こうした困難に直面しても，それを乗り越えて，新たな理解を促進するために努力を続ける試みが続けられている[9]。こうした困難を乗り越えて努力を重ねるのが私達，研究者の使命であると私は考えている。

Rererence

1) 梅本堯夫：近世哲学と心理学．心理学史への招待―現代心理学の背景―（梅本堯夫，大山　正，編著）．サイエンス社，東京，pp. 17-40, 1994.
2) 金子隆芳：心理学の方法論と基本問題．現代心理学要説（金子隆芳，古崎　敬，編著）．日本文化科学社，東京，pp. 1-17, 1977.
3) 村田孝次：教養の心理学．培風館，東京，1975.
4) Pylyshyn ZW : Computation and Cognition : Toward a Foundation for Cognitive Science. MIT Press, Cambridge, Massachusetts, 1984.
5) Fodor JA : Modularity of Mind : An Essay on Faculty Psychology. MIT Press, Cambridge, 1983.
6) Kutas M, Hillyard SA : Reading senseless sentences : brain potentials reflect semantic incongruity. Science, 207 : 203-205, 1980.
7) Holcomb PJ : Semantic priming and stimulus degradation : Implications for the role of the N400 in language processing. Psychophysiology, 30 : 47-61, 1993.
8) Haro J, Demestre J, Boada R, et al. : ERP and behavioral effects of semantic ambiguity in a lexical decision task. Journal of Neurolinguistics, 44 : 190-202, 2017.
9) Rabovsky M, McRae K : Simulating the N400 ERP component as semantic network error : Insights from a feature-based connectionist attractor model of word meaning. Cognition, 132 : 68-89, 2014.

Chapter 1 理論的観点と方法

4 神経心理学との関係

清山会医療福祉グループ顧問，いずみの杜診療所　松田　実

臨床に役立つ ワンポイントアドバイス

　認知神経心理学は認知心理学の一部門であり，脳損傷者のデータから正常の認知機能の構造を推論する学問である。これに対して神経心理学はあくまでも神経学の一部門であり，脳損傷者の認知機能の障害についての症候学が主体となる。認知神経心理学の特徴として，個々の症例の独自性を重んじた単一症例検討を主流とすること，最大の関心事は理論的整合性であり病巣の同定には無関心であることなどが挙げられる。これに対して，神経心理学は多数例の検討から得られる証拠を重んじ，症状病巣対応を一大関心事としている点で，認知神経心理学とは対照的である。しかし，現在では画像統計解析などの急速な進歩を背景とした認知神経科学の大きな波に呑み込まれる形で，両者の違いや独自性は明らかではなくなっている。

Key word

認知神経心理学：障害された認知機能を対象とするが，正常の知の構造の解明を目標とする「認知心理学」の一種である。
神経心理学：脳損傷者の認知機能障害の症候や原因疾患や病巣症状対応を検討することによって，治療やリハビリテーションに役立てることを目標とする臨床神経学の一部門である。
症候群：複数の症状の一定の組み合わせを症候群と呼ぶ。代表的な症候群はGerstmann症候群であるが，Broca失語やWernicke失語などの代表的な失語型も症候群である。症状病巣対応を重視する神経心理学では重要な概念であるが，個々の症状の解明を目的とする認知神経心理学ではあまり重視されない。

　「認知神経心理学」と「神経心理学」との関係が著者に与えられたテーマである。2つの言葉の形態を比較すれば，上に「認知」がついているかどうかだけの違いであるが，両者はともに人の「認知」機能を対象とするという意味では同じであり，「認知」という修飾語の有無は本質的な違いを表していないと思われる。むしろ両者の違いは，「神経心理学」は「神経学」をbaseとして「心理」が重畳されたものであるのに対して，「認知神経心理学」は「認知心理学」をbaseとして「神経」が重畳されたもの

であると考えるほうが理解しやすい。Coltheart は認知神経心理学が神経心理学と大きく関係することを認めつつ，それでも認知神経心理学は神経心理学の一種ではなく，認知心理学の一部門であると明言している[1]。これに対して，神経心理学はあくまでも神経学の一部門である。

　神経心理学の base となる神経学は臨床神経学のことであるとし，したがって神経心理学は臨床神経心理学のこととして話を進める。神経系の疾患学や症候学のうちで，失語，失行，失認，記憶障害など心理現象の破綻の諸相を扱うのが神経心理学である。以前は大脳病理学と呼ばれていたが，実際の病理学とは異なるので，神経心理学という言葉が定着した。

　失語を例にとれば，種々の原因疾患における言語症状を分析して症候学として整理し，治療やリハビリテーションに役立てることを目的としている。そのなかでは当然ながら，病巣と症状の対応が重要なテーマになる。詳しくいえば，病巣の部位や病変の性質と，それに由来する症状や予後との対応が臨床神経心理学の重大な関心事である。しかしながら，その背景には健常人の言語機能が神経系のどのようなシステムによって営まれているのかという基本的な問題意識が存在する。言語機能の神経系への表象のされかたが解明されれば，精巧な失語症候学の構築やリハビリテーションを含めた治療の進歩にも役立ち，臨床的な寄与が大きいことはいうまでもない。言語だけでなく正常の認知機能の脳内表現がどのような構造で成立しているのかを知ることは，認知障害を呈する患者を対象とする臨床において強力な武器となる。

　一方，認知神経心理学については，まずはその土台となる認知心理学についての説明が必要であろう。認知心理学は1960年代より，それまで心理学の主流であった行動主義心理学に代わって発展してきた。その背景には情報処理理論やコンピュータ工学の進歩があったと考えられる。すなわち，認知心理学は人の心理過程を階層的な情報処理システムととらえ，その情報処理モデルを構築したり，実験によってそのモデルの妥当性を検討したりすることにより，人の心理過程や知の構造を解明していこうとする学問である。その典型的な方法は，健常人を対象とし

て適切な変数を制御した実験を行い，仮定された情報処理モデルが正しいかどうかを検証するものである。

認知心理学の対象が健常人であることが多いのに対して，認知神経心理学の対象は脳損傷によって認知機能が障害された患者になる。端的に言えば，脳損傷者の認知障害の様相を検討することで，正常の認知過程についての洞察を得ようとする学問が認知神経心理学である。具体的には，正常の情報処理モデルのどの部分が障害されているかという視点で脳損傷者が呈する症状を説明しようとする。そうした営みのなかで，仮定された情報処理モデルの適用に矛盾がないか，あるとすればどういう修正が必要かといったことが議論される。したがって，あくまでも目標は正常の認知機能の構造の解明である。

以上をまとめると，神経心理学は臨床神経学の一部門であり，認知機能の脳内表現が最大関心事だが，認知神経心理学は心理学の一部門であり，脳損傷者を検討対象とするものの，知の構造そのものの解明を主目的としている[2]。

ただし，認知神経心理学の成果が臨床に無関係というわけではない。正常の認知機能の情報処理プログラムのなかで，どの要因が障害されて患者の呈する症状が起こっているのか，すなわち個別の症状の成り立ちを解明することは，その症状に対するリハビリテーションや治療，代償機能の獲得などに大きく貢献することとなる。すなわち，特定の症状に対するセラピーの選択や開発の根拠となるのである。また，正常の認知機能の情報処理プログラムを知ることによって，その各段階をもらさずに検討することのできる検査も作成でき，これが障害の検討に役立つことになる[1]。

1. 病巣を重要視しない認知神経心理学

先に述べたように，神経心理学では病巣の部位が一大関心事である。どの病巣でどのような症状が出現するのかという病巣症状対応の知識は，臨床における強力な武器である。症状から病巣を予想することも可

能になり，画像診断の適応や読影にも役立つ．例えば，1つの画像診断で病巣の部位や大きさなどが臨床症状から予想されるものと異なる場合には，さらに詳細な画像診断を追加したり（例：MRIにおける拡散強調画像やthin slice画像の追加），別の種類の画像診断（例：MRI以外に脳血流画像）を施行したりする根拠となる．正確な病巣の部位や性質や大きさの情報が，実際の治療方針にも大きくかかわってくるので，臨床では病巣部位に無関心ではいられないのである．そして，病巣症状対応の知見を蓄積していくことが，認知機能の脳内表現を解明することにつながっていくものと思われる．

　これに対して，認知神経心理学では病巣をあえて重要視しない．繰り返しになるが，認知神経心理学は脳損傷者の障害された認知機能や保たれた認知機能のパターンを，正常の認知機能の理論や情報処理モデルのなかでどこが障害されているのかという視点で説明することを探求し，脳損傷者の障害像から逆に正常の認知過程についての洞察を得ることを目的としている．例えば，2つの機能が二重解離している場合は，その2つの機能は分離した独立の認知機能のモジュールとして存在していることが示唆される．これらのモジュールがどのように認知機能を構築しているかについては，情報処理のダイアグラム（典型的には箱矢印モデル）として表現される（図）．このとき，そのダイアグラムの正否は実際の症状の様相や実験的検査課題の結果とモデルとが矛盾しないかどうかによって論理的に決定されるものであり，モデルのなかの一構成要素である1つのモジュールと対応する脳部位が同定されているかどうかとは無関係なのである．例えば，稀な症状を呈する症例があったとして，その症例の詳細な分析が当該の認知機能の情報処理システムの構造を明らかにすることに役立ったとする．ここで，そのシステムを構築する各部品に相当する脳部位を決定することは少数の症例だけからでは困難なことが多い．水準の低い症状（単なる麻痺や知覚障害）は病巣との対応は強いが，より高度な水準の機能ほど病巣との対応そのものが困難になるという事情もある[3]．正確な脳部位の同定にこだわることが，理論の発展には不都合な場合もあると考えられるのである[4]．

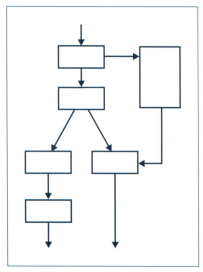

図 ▶ 箱矢印モデルの例

2. 単一症例の検討を主流とする認知神経心理学

　神経心理学では通常の臨床医学と同じく，多数例を対象とした研究のほうが単一症例の症例検討よりも，evidence levelが高いとみなされることが多い。関心のある症状を呈した症例を多く集めて，その症例群と正常群や他の症状を呈する症例群（対照群）とを比較し，疫学的情報や病巣や関連する認知機能などを比較検討する方法が典型的である。2つのグループに数個の同じ課題を課して，その成績に差がないかどうかを統計学的に検討する場合も多い。これによって，2つのグループの違いや特定の患者集団の特徴が抽出され，それは臨床的に有益な情報となる。例えば，Broca失語の患者群は他のタイプの失語に属する患者群に比較して，動詞の喚語の成功率が低いことが明らかにされるといった具合である。

　これに対して認知神経心理学では単一症例の詳細な検討を重視する[5, 6]。上に述べたような2群を比較する典型的な多数例の神経心理学的研究では，群の平均値のみが示され，個々の症例の特徴はその平均の

なかに埋没してしまうことになる。その埋もれたデータのなかに貴重な情報があったとしても，それは見過ごされてしまう可能性がある。認知神経心理学者は単一症例の詳細な検討のなかにこそ，貴重な情報が埋もれていると考えるわけである[2]。失文法を呈するBroca失語の1症例に対して，単語の辞書的意味，統辞的な処理の能力を詳細に検討し，失文法の成り立ちを検討しようとする研究などがその1例である[7,8]。

なお，単一症例検討が成り立つためには，認知機能の基本的な構造はすべての人に共通であるという「普遍性」の前提が必要である。言語を例にとれば，症状と脳部位との関係については交叉性失語などのような例外が存在する。また，さまざまな言語処理能力についても当然ながら個人差はある。しかし，言語の情報処理についての基本的な流れや構造が変わるわけではない。言語だけではなく，多くの認知機能について，その基本的な情報処理システムの構造はすべての人に共通していると考えなければ，認知心理学そのものが成り立たなくなるのである[1,2]。

認知神経心理学が成り立つためのもう1つの前提として，「減算性」あるいは「透明性」と呼ばれているものがあるのでここで説明しておく。障害者の症状から正常機能の構造を洞察するためには，障害された患者の認知機能は正常な場合の認知機能から障害された機能を引き算した状態になるという前提がなければいけない。言い換えれば，障害者の脳に障害によって新しい機能が芽生えることはないという前提である。例えば，純粋失読で認められる逐字読みは健常者にはみられないが，障害によって得られた新しい認知機能ではなく，正常でも備わっていた認知機能を代償的に利用しているにすぎないのである。

3. 症候群に対する考え方の違い

複数の症候の一定の組み合わせが症候群を形成する。神経心理学領域で有名なのはGerstmann症候群である。手指失認，左右失認，計算障害，失書の4徴候から構成されるGerstmann症候群を呈する場合は，左頭頂葉下部に病変があることが多いことが経験的に知られている。しかし，

完全に4徴候が揃うことは多くはなく不全型も多い。また4徴候に二重解離がみられる場合も多く，したがって4徴候に因果関係はなく独立した別々の徴候であり，Gerstmann症候群は4徴候の責任病巣が近いために起こっている現象だと考えられる。認知神経心理学では症候群を構成する個別の徴候を対象にすることはあっても，徴候の組み合わせとしての症候群そのものを対象にすることは少ない。こうした症候群を対象としても，認知機能の構造の解明には役立たないと考えられるからである。しかし，例えばGerstmann症候群を呈する患者に左頭頂葉病変が存在する確率が実際に高いとすれば，症状病巣対応を重視する臨床神経心理学では，意義が全くないとはいえないのである。

　ところで，古典的失語型はまさに失語「症候群」である。例えば，Broca失語は発話量の減少や構音の異常（発語失行），文法障害（発話における失文法や統辞の理解障害），喚語困難，書字障害，軽度の文字理解障害などで構成される症候群である[3]。これらの徴候は同時に出現することが多く，病巣的には中大脳動脈上行枝灌流領域である。こうした臨床的事実があるからこそ，Broca失語という名称や概念が臨床では有用なのである。ただ，Broca失語を構成する症状の組み合わせは常に一定であるとは限らず，それぞれが単独で起こることもあれば，非定型的なBroca失語では何らかの構成症状を欠く場合もある。これらの構成症状の因果関係も明らかではない。したがって，認知神経心理学ではBroca失語全体を対象とすることも，Broca失語を呈する患者群を対象とすることも少ない。認知神経心理学が対象とするのは，失文法や喚語困難など，単独の構成症状である。そしてその対象は基本的には単一症例である。単一症例の症状を分析したうえで，適切な課題を与え，その成績や誤りの性質を統計学的に分析することにより，症状の成り立ちを見極めようとするのである。

　まとめると，症状病巣対応を重視する神経心理学では症候群の考え方は重要であるが，知の構造の解明をめざす認知神経心理学では症候群を対象とすることは少ないといえる[9, 10]。

4. モジュール性と二重解離について

　認知神経心理学で最も重要な考え方はモジュール性であるといわれる。モジュール性という言葉の定義はやや曖昧であり，学者や文脈によって全く同一とは思えないが，著者の理解では以下のようなことである。認知機能の情報処理は複数のシステムから構成されており，それらのシステムは互いに独立し自立性をもっており，これをモジュール性という言葉で表現している。複雑な全体をより基礎的な機能的成分に分解して考えるという基本的姿勢のうえに成り立つ概念と考えられる。さらに，情報処理モデルで用いられる箱矢印モデル（図）での箱の中身をモジュールと呼んでいる場合もある。認知機能はモジュール性をもった諸機能が並列的，同時的に働いている可能性が高いと考えるのである。

　モジュール性を側面から保証する方法論が，認知神経心理学で最もよく用いられる解離および二重解離の概念である[1, 2, 4, 9, 10]。ここで今更の感があるが，二重解離について簡単に説明しておく。ある患者Aを調べてみると，人の顔はよく分別できるが，文字は読めないことがわかったとする。この場合，顔の認識と読字の2つの機能の間には単純解離があるという。しかし，この事実のみから顔認識の機能と読字の機能が独立した別の機能であると推定するわけにはいかない。顔認識よりも読字のほうが単に難しい作業であるために，こういう結果になったのかもしれないからである。しかし，別の患者Bを調べると，読字は簡単にできるが顔の認識ができないことがわかったとするとどうであろうか。読字と顔認識の機能のどちらかが困難な作業であるからという理由では2つの現象を同時には説明できない。こうした場合に，読字と顔認識の機能のあいだに二重解離が存在するということになり，二重解離する機能は別の独立した機能である可能性が高くなる。

　もっと基本的な視覚機能について別の例を述べよう。見えているものが何であるか（what）という情報と，何処にあるのか（where）という情報は，互いに関係なく並立的に処理される。その根拠は「何であるかわからなくとも，何処にあるのかはわかる」，あるいはその逆に「何であ

るかはわかるが何処にあるのかはわからない」という症状が起こりうる（すなわち二重解離がある）からである。先ほどの例では，whatの経路のなかでも，読字と顔認識は別のモジュールで処理されていることになる。認知神経心理学では，さまざまな認知機能がどのように独立したモジュールに分割できるのか，ということが常に問題になるのである。

　二重解離の考え方は神経心理学でも重要であるが，神経心理学では責任病巣についての二重解離に重点が置かれる[11]。先ほどの視覚機能の例でいえば，where経路は後頭葉から頭頂葉に至る背側経路が担当し，what経路は後頭葉から側頭葉下部に至る腹側経路が重要なことがわかっている。顔の認知と文字の認知とは側頭葉の別の部位が担うことが多くの症例検討や機能画像の結果から推測されている。

　まとめると，モジュール性や二重解離の概念は認知神経心理学でも神経心理学でも重要であるが，認知神経心理学では病巣とは無関係に理論を重要視し，神経心理学では病巣局在を重要視するということになろう[註1]。

5. 現状と展望

　ここまで，認知神経心理学と神経心理学との関係について，両者の違いを強調する形で解説を試みた。認知心理学そのものについてはほとん

註1　「二重解離」の有用性と限界
神経心理学や認知神経心理学における重要な方法論としてどの教科書にも記載がある二重解離であるが，その有用性や限界についてはさまざまな議論がある。症候と病巣の対応に関する二重解離の原則は，単純に考えても症候の責任病巣についての決定的な証拠にならないことは明らかである。症状aの責任病巣がAであることを示すためには，病巣にAが含まれれば症状aが必ず出現し，病巣にAが含まれなければ症状aは出現しないことを示す必要があるが，二重解離はそのことを保証しないのである。機能や課題の二重解離に関しても，比較する2つの機能や課題が同じ水準で分離されたものなのか，どのような構成をもっているのかという正しい分析がなければ誤った結論を導いてしまう。2003年の「Cortex誌」には二重解離に関する特集が組まれており[12]，二重解離に大きな意味はないという意見も紹介されている。

ど知識のない著者の概説であり，特に認知心理学と認知神経心理学との関係については「Chapter 1．1．認知神経心理学とその発展」，「Chapter 1．3．認知心理学との関係」を参照いただきたい。ここでは，神経心理学や認知神経心理学をめぐる最近の情勢や展望について，著者の理解の及ぶ範囲で追加しておきたい。

　端的にいって，認知神経心理学と神経心理学との区別を強調する必要はない時代になってきた印象がある。例えば，認知神経心理学の特徴として強調された単一症例検討について述べると，認知神経心理学の代表的学術誌である「Cognitive Neuropsychology」に掲載された最近の論文を通覧すれば，単一症例検討だけでなく相当数の多数例検討が扱われていることがわかる。その傾向は2000年代から現れていた（例えば文献13，14など）が，象徴的なのは認知神経心理学の研究方法として単一症例検討だけではなく症例シリーズ研究が重要であることを指摘した2010年のSchwartzらの論文である[15]。翌年の同誌には代表的な認知神経心理学者6名によるSchwartzらの主張に対するコメントも掲載されている[16〜18]が，おおむね症例シリーズ研究の意義を認める論調であった。

　代表的な症例シリーズ研究とは，ある選択基準を満たす症例について一定の認知課題を施行し，その結果を各症例の他の特徴との関係について調査する研究方法であり，2群の統計学的データを比較する集団研究とはやや趣が異なる。症例シリーズ研究では認知神経心理学で重要視される「解離」だけでなく，症状と症状の「関連」を検討することができる。その成功例としては，意味性認知症の意味記憶障害の程度と例外語の読み障害が関連することを示し，それをニューラルネット上で再現した研究などが挙げられる[19, 20]。症例シリーズ研究は焦点となる課題については個々の症例のデータが目に見える形で示されている点で，患者群の平均的病像を求める集団研究とは異なるが，それでも多数例研究であることは間違いない。したがって，認知神経心理学も以前ほど単一症例検討にはこだわらなくなっている傾向が読み取れる。逆に神経心理学の代表的学術誌である「Cortex」は単一症例検討の重要性を再認識し，Case studyのコーナーを設けることを公告している[21]。人の認知機能を研究

するにあたって，単一症例検討か多数例検討のどちらが優れているかという議論は以前から存在するが，検討する主題によって方法論が異なることは当然であり，結論からいえば両方とも重要なのである。その点において，認知神経心理学と神経心理学との境界はなくなってきたといえる。

その他の点についても，神経心理学と認知神経心理学との境界はさほど明らかではなくなってきている。脳の局在や病巣を意識しないのが認知神経心理学であると述べたが，この傾向も最近はなくなってきている。健常人に特定の課題を与えて賦活する脳部位を検索する機能的MRIを代表とする脳機能画像の研究は，神経心理学だけでなく認知神経心理学の雑誌でも見かけるようになってきている。さらには，症状に対応する脳部位やネットワークを検索するような研究も認知神経心理学の一部になってきているのである[22]。病巣に無関心で単一症例検討をgold standardとした認知神経心理学の原則はすでに色褪せてきていると考えられる。モジュール性や二重解離，普遍性，減算性といった考え方などの理論的背景は認知神経心理学だけでなく神経心理学にも共通することを考えると，認知神経心理学と神経心理学の境界はほとんどなくなっているというのが著者の見解である。さらにいえば，認知神経心理学も神経心理学も今や，「認知神経科学」「脳神経科学」という大きな波に呑み込まれて，独立した一部門としての存在価値が危ぶまれている状況とも思える。

こうした事情の背景には，脳画像技術や情報処理工学などの急速な進歩があると考えられる。健常人を対象としたpositron emission tomography（PET）や機能的MRIによる脳賦活画像の進歩は，脳損傷者を扱わない（認知）神経心理学を可能にしたといえる。特に近年では安静時機能的MRIや白質トラクトグラフィーの進歩とともに，特定の認知機能に対応するのは脳の局所構造ではなく，多くの部位が関連した神経ネットワークであるという考え方が主流になっているが，こうした潮流は認知機能の箱矢印モデルを減退させていくように思われる。モジュール性を前提としない並列分散処理（parallel distributed processing：PDP）モデルを用いたニューラルネットワークによる脳機能とその障害についてのシミュレーションの数々の成功[23,24]も，脳の電気刺激や磁気刺激，誘発電位などの神経生理学的手法の進歩も，地道に患者から行動学的データを収集する認知神経心理学や臨床神経心理学の衰退と無関係ではないように思われる。

　一人の臨床家としての意見を述べさせてもらえば，認知神経心理学が大切にしてきた単一症例研究の魅力はまだまだ大きく，これからも新しい知見をもたらす可能性が高いと考える。さらに認知障害を呈する患者の臨床的対応を考えるためにも，脳損傷者の臨床症状に直接的に対峙する臨床神経心理学という学問の価値は失われないと考えたい。ビッグデータの画像統計解析は一見華々しくみえ魅力的ではあるが，実際に一人の患者に適切に対応して神経心理学的所見を正しく把握する地道な臨床的努力の重要性が疎かにされないように望むものである。

Reference

1) Coltheart M：Assumptions and methods in cognitive neuropsychology. In：The Handbook of Cognitive Neuropsychology（ed Rapp B）. Psychology Press, Philadelphia, pp.3-21, 2001.
2) Ellis AW, Young AW：What is cognitive neuropsychology？ In：Human Cognitive NeuroPsychology（eds Ellis AW, Young AW）. Lawrence Erlbaum Associates, Hove, pp.1-25, 1988.
3) 山鳥 重：神経心理学入門. 医学書院, 東京, 1985.
4) McCarthy RA, Warrington EK：Introduction to cognitive neuropsychology. In：Cognitive Neuropsychology：A Clinical Introduction. Academic Press, San Diego, pp.1-21, 1990.
5) Shallice T：Case study approach in neuropsychological research. J Clin Neuropsychol, 1：183-211, 1979.
6) Caramazza A, McCloskey M：The case for single-patient studies. Cogn Neuropsychol, 5：517-527, 1988.
7) McCarthy R, Warrington EK：Category specificity in an agrammatic patient：the relative impairment of verb retrieval and comprehension. Neuropsychologia, 23：709-727, 1985.
8) Ostrin RK, Tyler LK：Dissociations of lexical function：semantics, syntax, and morphology. Cogn Neuropsychol, 12：345-389, 1995.
9) Ellis AW：Intimations of modularity, or the modularity of mind：doing cognitive

neuropsychology without syndromes. In : The Cognitive Neuropsychology of Language (eds Coltheart M, Sartori G, Job R). Lawrence Erlbaum, London, pp.397-408, 1987.
10) Shallice T : From Neuropsychology to Mental Structure. Cambridge University Press, Cambridge, 1988.
11) Teuber HL : Physiological psychology. Annu Rev Psychol, 6 : 267-296, 1955.
12) Dunn JC, Kirsner K : What can we infer from double dissociations? Cortex, 39 : 1-7, 2003.
13) Hillis AE, Tuffiash E, Wityk RJ, et al. : Regions of neural dysfunction associated with impaired naming of actions and objects in acute stroke. Cogn Neuropsychol, 19 : 523-534, 2002.
14) Hodges JR : Neural selection : the impact of semantic impairment and object decision. Cogn Neuropsychol, 21 : 331-352, 2004.
15) Schwartz MF, Dell GS : Case series investigations in cognitive neuropsychology. Cogn Neuropsychol, 27 : 477-494, 2010.
16) Rapp B : Case series in cognitive neuropsychology : promise, perils, and proper perspective. Cogn Neuropaychol, 28 : 435-444, 2011.
17) Shallice T, Buiatti T : Types of case series-the anatomically based approach : commentary on M.F. Schwartz & G.S. Dell : case series investigation in cognitive neuropsychology. Cogn Neuropsychol, 28 : 500-514, 2011.
18) Lambon Ralph MA, Patterson K, Plaut DC : Finite case series or infinite single-case studies? Comments on "Case series investigations in cognitive neuropsychology" by Schwartz and Dell (2010). Cogn Neuropsychol, 28 : 466-474, 2011.
19) Patterson K, Hodges JR : Deterioration of word meaning : implications for reading. Neuropsychologia, 32 : 299-316, 1992
20) Woollams AM, Lambon Ralph MA, Plaut DC, et al. : SD-squared : on the association between semantic dementia and surface dyslexia. Psychol Rev, 114 : 316-339, 2007.
21) Cubelli R, Della Sala S : Looking back to go forward : prompting single case studies. Coretx, 97 : A1-3, 2017.
22) Ding J, Chen K, Zhang N, et al. : White matter networks dissociate semantic control from semantic knowledge representations : evidence from voxel-based lesion-symptom mapping. Cogn Neuropsychol, 37 : 450-465, 2020.
23) Plaut DC : Interpreting double dissociations in connectionist networks. Cortex, 39 : 138-141, 2003.
24) Ueno T, Saito S, Rogers TT, et al. : Lichtheim 2 : synthesizing aphasia and neural basis of language in a neurocomputational model of the dual dorsal-ventral language pathways. Neuron, 72 : 385-396, 2011.

コラム 意味失語について

清山会医療福祉グループ顧問，いずみの杜診療所　**松田　実**

　認知神経心理学が難解と思われる原因の1つに，用語の意味が難解であるという問題がある。モジュール性や階層性や二重解離などの概念については，筆者も完全にはその意味を理解できていない可能性があり，また「論じる人」によって趣旨が多少は異なる場合もあると推測される。しかし，同じ用語が完全に異なる症候に用いられる事態は混乱を招き，この領域を初学者から遠ざけることになりかねず，それを避けるためにも適当な解説が必要であると考えられる。ここでは「意味失語」という用語にまつわる混乱について，筆者の理解できる範囲で解説しておきたい。

　現在，意味失語という用語は3つの異なる意味で用いられている。意味失語 semantic aphasia（以下，SA）で以前から有名なのは Head や Luria であり，個々の語の理解は障害されないが，論理文法関係や空間的関係の理解に障害がある超皮質性感覚失語の一種であるとされていた[1]。これが SA の第1の意味である。しかし，Neary らが意味性認知症 semantic dementia（以下，SD）の呈する言語症状を SA と表現したことから混乱が始まる[2]。本邦では語義失語を呼ばれている失語症状に対して SA という呼び名を付けたことになる。これが SA の第2の意味である。さらに混乱に拍車をかけたのは，Lambon Ralph らのグループで，意味障害を呈する脳血管障害性失語を SA と呼び[3,4]，SD の意味障害との違いを精力的に検討し多くの論文を発表している。彼らによると，SA は SD でみられるような意味表象そのものの障害ではなく，意味のコントロール障害であるとされる。これが SA の第3の意味である。

　筆者が問題だと思うのは，Neary も Lambon Ralph も最初に SA という用語を用いた論文で Head も Luria も引用していないことである。彼ら

はその時点ではSAという用語がすでに存在することを知らなかったと推測される（その後，Lambon RalphらはHeadやLuriaを引用し，自分たちの定義するSAと同じ意味でHeadもLuriaもSAという用語を用いていたと説明しているが，いかにも無理がある）。SAの3つの意味のうち，どれが優勢になっていくのかの予想は難しい。Lambon RalphらはSAを主題にした論文を量産しているので第3の意味が優勢になるようにもみえるが，この領域の大家であるMesulamが最近の総説でSAという用語を第2の意味で用いており[5]，まさに事態は混沌としている。SAという用語を見た場合はどの意味で用いられているのか，前後の文脈から判断するしかなく，注意が必要である。筆者の私見では，第2第3の意味でSAという用語を用いるのは避けた方がよく，第1の意味で用いる場合は，例えば「LuriaのSA」という使い方が望ましいと考える。

Reference

1) 山鳥　重：神経心理学入門．医学書院，東京，1985
2) Neary D, Snowden JS, Gustafson L, et al.：Frontotemporal lobar degeneration：a consensus on clinical diagnostic criteria. Neurology, 51：1546-1554, 1998.
3) Noonan KA, Jefferies E, Corbett F, et al.：Elucidating the nature of deregulated semantic cognition in semantic aphasia：evidence for the roles of prefrontal and temporo-parietal cortices. J Cogn Neurosci, 22：1597-1613, 2009.
4) Corbett F, Jefferies E, Ehsan S, et al.：Different impairments of semantic cognition in semantic dementia and semantic aphasia：evidence from the non-verbal domain. Brain, 132：2593-2608, 2009.
5) Mesulam MM：Temporopolar regions in the human brain. Brain, 146：20-41, 2023.

Chapter 1 理論的観点と方法

5 刺激選択法：語彙特性，データベース，利用法

工学院大学情報学部情報デザイン学科　近藤　公久

臨床に役立つ ワンポイントアドバイス

検査項目の単語選定において迷ったときの対策を以下にまとめる。

① 用いる単語は基本語彙ばかりなので親密度や頻度の値まで考慮しなくてもよいか？
- データベースでチェックするのが安全だが，いつも同じセットを1つだけ用い，考慮しなければならないものが親密度のような語の容易性のみであれば複数人で事前チェックしたり，結果から検証することで対応可能である。
- 条件で分けて異なるセットを複数用いる場合や，複数回実施する度に異なるセットを用いる場合には，特性による影響を受ける可能性を考慮して十分に統制を行う必要がある。

② たくさんの語特性のうちどれだけ考慮すれば十分か？
- 検査目的に直接かかわる特性は当然必須であるが，その他については検査目的による。結果に与える影響が大きい特性から順に，できる限りの特性を考慮する。

③ さまざまな語特性を考慮して複雑になるのを避ける方法は？
- 目的以外の特性は幅を狭く設定することで無視できる。

④ 検査後の統計的処理で語の特性の影響を考慮した解析が可能か？
- ある程度可能だが，それぞれの特性の必要な範囲の十分な数の検査語が必要。

Key word

語彙特性，語特性：単語に関するさまざまな特性，人（脳内）の語彙，雑誌や新聞などのコーパス，および，社会的な使用における特徴などを総称したもの。
データベース：さまざまなデータ（情報）を整理し，コンピュータにより検索が可能なように構造的に記録したもの。
ランダムサンプリング：項目の群全体（集合，セット）中から無作為に項目（要素）を取り出すこと，取り出して新たな群（部分集合，部分セット）を作成すること。

　認知神経心理学において単語を刺激や検査に用いる場合が多く存在する。例えば，単語の語彙性判断課題，音読課題，意味選択課題，語連想課題，文理解課題などが例として挙げられる。ここでは，認知神経心理学研究およびその応用として臨床場面で用いる検査項目選択において考

慮すべき語彙特性について概説し，その後，刺激の統制の必要性を示したのちに，実験計画における例と今後の課題について述べる。

1. 語彙特性とデータベース

親密度をはじめとする単語および単語を構成する文字の特性の多くを収録しているデータベースに，NTTデータベースシリーズ『日本語の語彙特性』[1]がある。このデータベース（以後，NTTデータベースと総称する）に収録されている特性を列挙する形で紹介する。まず，単語の特性のうち最も考慮すべき2つの特性として，親密度と出現頻度，これらに加えて，単語の意味との関連が深いとされている心像性を紹介する。次に，日本語の文字の中心となる漢字の特性，最後に漢字の読みと単語の読みの関係（一貫性）についてとりあげる。

❶ 単語親密度

単語親密度は英語ではword familiarityと称される主観的な評定値である。NTTデータベースでは30〜50名の成人による7段階評定値であり，『新明解国語辞典』[2]に収録されている約7万語に対して，文字で単語が提示された場合と，音声で提示された場合と，音声と文字が同時に提示された場合の親密度（順に，文字単語親密度，音声単語親密度，文字音声単語親密度）が示されている。また増補として追加公開されたデータベース[3]では，文字単語親密度のみであるが約10万語，さらに2021年公開の『令和版単語親密度データベース』[4]として163,000語の収録語数のデータが存在する。

NTTデータベースに収録されている音声単語親密度は音声で単語を聞いたときの親密度であり，特筆すべきものである。なお，文字単語親密度との違いについての分析結果がデータベースの解説に示されている。

英語を対象としたMRCデータベース（MRC Psycholinguistic Database）[5]全体の述べ数は15万語を超えるが，残念ながら単語親密度に相当する値（Familiarity rating）が付与されている単語は約1万語に満

たない。この点で日本語を用いたさまざまな研究などにおいて英語より細かい制御を可能にしている。

❷ 単語出現頻度

単語出現頻度は単語が出版物などに出現する頻度（回数）であり，NTTデータベース[1]では『朝日新聞』1985～1998年の朝刊と夕刊14年分をコーパスとした単語出現頻度が示されている。また，単語親密度との相関は相関係数でr＝0.58程度であり，中程度の相関であるといえる。このデータベースのコーパスとなった新聞記事に出現する単語の延べ数は約5億語（数字や成句などを除く），異なり数は約34万語と膨大である。その他の詳細についてはデータベース[1]の解説を参照されたい。

現在，自然言語処理技術の発達により，さまざまなコーパスに出現する単語の頻度を計測することができ，その対象は，青空文庫[6]，日本語Wikipedia[7]などネット上の電子テキストを対象とした調査が可能であるが，日本語の単語出現頻度として注目すべきものに『現代日本語書き言葉均衡コーパス（BCCWJ）』[8]があり，1億430万語のデータを有する。この均衡コーパスは，さまざまなジャンル（書籍全般，雑誌全般，新聞，白書，ブログ，ネット掲示板，教科書，法律文書など）にまたがったコーパスをバランスよく統合することで，一般的日本人の言語経験を反映したコーパスとして考えることができる。その頻度情報（『現代日本語書き言葉均衡コーパス』語彙表）[9]は研究目的であれば無償で使用可能である。この語彙表では，短単位と長単位と呼ばれる異なる単語の区切り方でのカウントがなされている。前者は言語の形態的側面に着目して規定した言語単位で，現代語において意味をもつ最小の単位とされる。後者は文節を基にした単位で，複合語を構成要素に分割することなく全体で1つとして扱ったものである。詳細はマニュアルを参照して欲しい[10]。

MRCデータベース[5]の頻度情報では，Kuceraら[11]による69,971語，Thorndikeら[12]による36,000語，発話中の頻度を対象としたBrown[13]による190,000語のデータがそれぞれ示される。英語は単語間に空白を入れて分かち書きされる言語であるので，単語の頻度をカウントするのは日本語より容易であるが，活用形の処理や同義語処理などは日本語

同様にその扱いは単純ではない。

❸ 単語心像性

単語心像性とは,NTTデータベースの心像性データベース[14]では,Pavioら[15]の定義を用いて,「単語から喚起される種々の感覚イメージが,どの程度速く,簡単に思い浮かぶかどうかの主観的評定値」としている。つまり,この評価値は人の視覚的な形のイメージしやすさだけでなく,色,匂い,硬さや肌ざわりなどの触覚的なイメージ,さらには,意味概念に至るまでの総合的なイメージしやすさの評価値として得たデータである。この点で,具体性または具象性(concreteness)と呼ばれる特性を包含するものといえる。この心像性データベースには,約50,000語に対し,親密度と同様に,音声呈示による心像性と文字呈示による心像性の両方で評定されたデータが収録されている。また,多義語に関するデータも添えられているので,多義性の効果についても検討が可能である。また,心像性は親密度との相関は高く(相関係数約0.80),頻度との相関は高くない(相関係数約0.36)ことが示されている。心像性と親密度の間の関係として特筆すべき傾向は,心像性が高い単語はほとんどが単語親密度も高いが,単語親密度が高くても心像性が低い単語はかなり多いことである。このことは,心像性が高い単語で親密度が低い単語の条件を満たす単語はきわめて少ない(逆も十分な数があるわけではない)ため,心像性の影響を明確にする検査や実験計画における単語刺激の統制に困難をもたらす。詳細は心像性データベースの解説を参照されたい。

❹ 文字(主に漢字)の特性

日本語の特徴として,形態も機能も異なる文字を混合して言語表記に用いられることがある。NTTデータベース[1]では『朝日新聞』1985～1998年の朝刊と夕刊14年分をコーパスとした文字出現頻度が示されている。コーパスとなった記事(約90万記事,約1,100万文)に出現した文字の延べ数は5億を超え,異なり数で5,000字を超える(JIS X 0208 1990は形態素片を除くと6,847文字)。また,NTTデータベースでは,各文字の画数,複雑度(ドットマトリクスフォントでの換算),

部首,読み,読みの種別などとともに,文字に対する親密度が示されている。単語レベルの検査や研究においても,単語を構成する文字の特性を考慮しなければならないことは多い。また,単語処理のおける文字レベルの影響そのものが,単語処理の部分/全体処理の解明に通じる重要な特性といえる。

❺ 単語および漢字の読みの特性

ここでは,ここまでに示した語特性とは少し異なる特性として「読みの一貫性」についてまとめる。日本語の漢字には読みが複数存在し,ある漢字が複数の読み方で異なる単語に出現する。このため,漢字の読みは単語という文脈において初めて一意に定まる(同字異音語が存在するがきわめて稀である)。このとき,単語に含まれる漢字の読み方が多いと漢字単語の読みの特定に時間がかかるため音読潜時が長くなる。これを読みの一貫性効果と呼ぶ。漢字単語の読みの一貫性は,漢字の読みがどの単語に出現しても一意である漢字のみで単語が形成されている場合を一貫語と呼び,そうでない場合を非一貫語と呼ぶ。また,Fushimiら[16]では,非一貫語をさらに,その読みが他の単語で出現する読みよりも頻度が高い(50%以上)場合を典型語,そうでない場合を非典型語として区別している。さらに,別読みの存在を単語中の位置に依存して考える場合と位置にかかわりなく考える場合で異なることとなるので注意が必要である。Fushimiらは単語中の位置を考慮した定義を用いている。さらに,日本語の漢字には音読みと訓読みの違いや,熟字訓と呼ばれる単語全体で読みを定める特別なものも存在するので,一貫性の定義は研究領域や対象によって検討が必要である。

一貫性は英語ではconsistencyと呼ばれ,単語中のアルファベット文字の綴りに対する読みの対応関係で定まる。一貫語はconsistent word,非一貫語はinconsistent wordと呼ばれる。また,英語ではregular/exception wordと呼ばれる単語の読みに関する区別をする場合がある。詳細は省略する。

なお,単語に異なるアクセントや異なる表記が存在する場合には単語項目が多重に登録されていることに注意が必要ではあるが,NTTデー

タベース第7巻を用いることによって一貫性を計算することができる。
　以上のように単語や単語中の文字の特性は多くあり，それらが読みや単語の認知に複雑にかかわっている。上述したとおり，どの特性を考慮しなければならないかは，目的によって吟味されるべきものであるが，時に，考慮しなければならない特性のデータがないために統制することが難しいということが課題として残されている。さらに多くの特性が結果に影響することがわかっている場合にはそれらをすべて統制する難しさも課題となる。

2. 刺激（検査項目）の語彙特性コントロールの意味と必要性

　刺激や検査項目の語彙特性をコントロールする目的は，仮説検証やモデル構築のために必要となる実験条件を満たす刺激を選定することである。もう1つは，条件間で用いる刺激の条件として設定した特性以外の特性を考慮することである。どちらも実験刺激や検査項目に用いる単語の特性による影響を考慮することが必要なためである。
　ここでは仮想的な実験を例に考える。まず，データーベース（辞書）に単語候補が600語存在し，実験結果に影響を及ぼす特性値がわかっているとする。例えばNTTデータベースの親密度を想定して，特性値（fam）は1〜7の7段階で図1に示すとおり各ランク100語ずつ一様に分布していると仮定する。今，このデータベースから単語を20語ランダムに選択する場合を考える。このときの20語のfamの平均値の期待値は全体600語のfamの平均値4.0である。そこで20語の単語を1,000回選択した場合の各famの平均値は平均値4.0あたりを中心とした正規分布に従うことが期待される。実際，図2のように，母集団の平均値を中心とした正規分布に従ったセットを得ることができるが，これはランダムサンプリングでは，母集団の平均値（4.0）とは大きく異なるセットになってしまう可能性も同時に示している。
　また，平均値が同じ場合でも，20語の分布が大きく異なる場合もある。

図3に極端に差がある2つのセットの例を示す。

　通常，同じ母集団からランダム抽出した2つのセットにおいて，それらのセットの単語に対する反応（例えば音読潜時）の平均値は統計的には差がないことが期待される。しかし，上述のとおり，ランダムサンプリングだけでセットが作成された場合には必ずしも期待通りとはならない場合があり，例えば，図2に示されるような20語のセットでは，fam

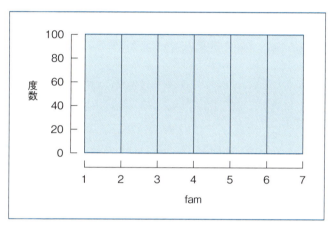

図1 ▶ 各ランク100語ずつ存在する一様分布

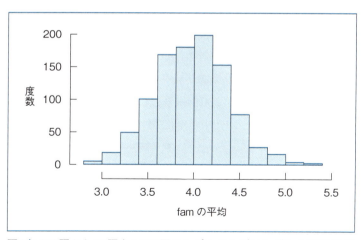

図2 ▶ 600語から20語を1,000回ランダムサンプリングした時の20語のfamの平均値の分布

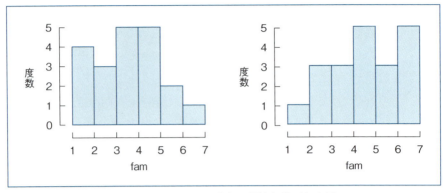

図3 ▶ 20語のfamの分布に極端な差がある例

によって反応が影響される場合には，差がないと想定される2つのセットに対する結果間に差が生じることは容易に想像ができるであろう。

次に，近藤ら[17, 18]の単語音読実験結果を用いて，画数による音読潜時への影響を実験的に解析した結果を示す。

まず，近藤らの音読み漢字2文字単語600語のうち，漢字2文字の画数の合計が20未満を画数low（294語），20以上を画数high（306語）とした。次に，それぞれの画数に属す単語からランダムに20語を実験に用いることとし，画数highとlowの単語から20語ずつを抽出した。この各画数群から20語ずつをランダムに抽出した単語の音読潜時を比較した。なお，この実験では被験者は20名であり，各被験者の画数highとlowの20語の計40語に対する音読潜時の画数highとlow別の平均値20名分が解析対象データである。

以上の手続きを100回繰り返し，20語の音読潜時を画数条件間で比較した結果，100回中90回は画数が多いほうが平均音読潜時が長くなり，そのうち55回は分散分析（被験者分析）で有意な差として認められた。しかし，100回中82回の刺激セットでは画数が多いほうが親密度が低く，画数が少ない単語のほうが親密度が高い傾向にあり，統計的にも82回中13回はセット間の親密度の平均に有意な差が認められた。すなわち，得られた画数による音読潜時の違いは，画数の違いなのか親密度の違いなのかは不明である。また，画数の効果が有意な効果として認

められなかった45回のうちには，画数が多いほうが親密度が高いセットがあり，その影響で画数の効果が認められなかった可能性もある。

　なお，近藤らの単語音読実験は画数の影響を検討するための実験ではなく，また，範疇的条件間の比較だけを想定したものではない。この実験の詳細については原著[17, 18]を参照いただきたい。

　ここまでに，ランダムサンプリングだけに頼る危険性，差がないはずであるのに差がある結果となってしまう可能性，差があっても検討したい条件による違いであるのかどうかが不明確になったり，有意な効果が有意でなくなる可能性があったりすることを示した。また，対象とする要因（画数を例とした）ともう1つの要因（親密度を例とした）との関係で説明したが，通常，検討対象に影響を及ぼす可能性がある特性は多く存在するため，ここで示したよりずっと複雑であり，すべての特性を考慮して実験刺激や検査項目を統制するのは容易でないことも事実である。よって，統制すべき特性と考慮に入れて注意深く結果を検討すべき特性と，無視してもよい特性を，目的に合わせて設定する必要が生じる。

3. 語彙特性を考慮した実験計画と結果の解釈

　Fushimi[16]らの"Experiment 1"を参考に，実験刺激に用いる単語の選択例をみてみる。Fushimiらの研究における実験計画は，一貫性と頻度の2要因，3*2水準であった。実験刺激として各条件に同数の20語を用い，全刺激語は20語*6水準の120語であった。Fushimiらでは，高頻度語は30以上（100万語中），低頻度語は5〜7以上（100万語中）と設定された。一貫性としては，一貫語，非一貫典型語，非一貫非典型語の3つのブロックに分けている（1-⑤単語および漢字の読みの特性を参照）。

　また，Fushimiらの研究では，直接解析対象とするもの以外に実験結果に影響を与えると考えられる，モーラ数，音素数，文字頻度，画数，獲得年齢，隣接語数，文字重なり数を考慮して刺激セットを設定している。つまり，比較対象とする一貫性と頻度の値は，それぞれの条件に対

応して差がある単語セットとなっており，その他の特性値の平均値は，例えば，モーラ数は3.5前後，画数は9画前後，獲得年齢も9前後で揃えられている。これに対して音読潜時の結果は，高頻度語群では一貫性の違いによる音読潜時の違いはみられないが，低頻度語群では一貫性の違いによる効果がみられ，一貫性効果と頻度との交互作用が示された。この結果を解釈するうえで重要なのは，ここでみられた有意な差が，実験計画において設定した要因（条件間の違い）の効果であることを主張することができるかにある。つまり，低頻度語群の一貫語と非一貫非典型語間に統計的に有意な差があった場合に，単語セット間で，低頻度語群中の一貫性以外の音読潜時にかかわる他の影響がないことが保証されなければならないということである。

4. 刺激選択法の課題

以上で示した単語刺激の選択方法と結果の解釈における残された課題を示す。

第一に，NTTデータベースやBCCWJ均衡コーパスのような，実験や検査において考慮が必要な語特性データが整備されつつあるとはいえ，まだまだ十分ではないことが挙げられる。特に，主観的なデータが揃う語数はまだ不足しているといわざるを得ない。

第二に，考慮しなければならない特性が多く，すべてを完全に統制することが非常に困難であることである。特に，分散分析のような要因で群化された刺激条件間の比較を行うには，Fushimiら[17]のような各条件の単語数が20単語と比較的少ない語数であってもきわめて困難である。また，平均値だけで統制しても，分布が大きく偏ってしまう場合や，さらには，交互作用まで考慮に入れると，刺激の選択はさらに困難を極める。この解決には刺激の選択段階での解決だけではなく，結果の解析，統計手法，解釈の仕方に委ねられるべき部分が大きいと考えられる。今後，新たな手法による発展が期待されるが，それでも，用いる実験刺激や検査項目の語特性を把握し，十分に吟味する必要があることには変わりはない。

Reference

1) 天野成昭, 近藤公久, 編著：日本語の語彙特性（NTTコミュニケーション科学基礎研究所, 監修）. 1期（第1〜6巻）, 2期（第7巻）. 三省堂, 東京, 1999, 2000.
2) 金田一京助, 柴田　武, 山田明雄, 山田忠雄, 編：新明解国語辞典第四版. 三省堂, 1989.
3) 天野成昭, 笠原　要, 近藤公久, 編著：日本語の語彙特性（NTTコミュニケーション科学基礎研究所, 監修）. 第9巻　単語親密度（増補）. 三省堂, 東京, 2008.
4) NTTコミュニケーション科学基礎研究所：NTT語彙データベース「令和版単語親密度データベース」. NTT印刷, 東京, 2021.
5) MRC Psycholinguistic Database. https://websites.psychology.uwa.edu.au/school/mrcdatabase/uwa_mrc.htm.（参照日 2023.5.1）
6) 青空文庫. https://www.aozora.gr.jp/（参照日 2023.5.1）
7) 日本語wikipedia. https://ja.wikipedia.org/wiki/（参照日 2023.5.1）
8) 国立国語研究所コーパス開発センター：現代日本語書き言葉均衡コーパス（BCCWJ）DVD版 version1.1. 国立国語研究所, 2015.
9) 国立国語研究所言語資源開発センター：現代日本語書き言葉均衡コーパス（BCCWJ）. 語彙表.
10) Coltheart M : MRC Psycholinguistic Database User Manual : Version 1. [This is a now hard-to-find "in house" production. Mike Wilson has kindly provided an OCR transcript online.], 1981.
11) Kucera H, Francis W : Computational Analysis of Present-Day American English. Brown University Press, Providence, 1967.
12) Thorndike EL, Lorge I : The Teacher's Word Book of 30,000 Words. Teachers College, Columbia University, New York, 1944.
13) Brown GDA : A frequency count of 190,000 words in the London-Lund Corpus of English Conversation. Behavioural Research Methods Instrumentation and Computers, 16 : 502-532, 1984.
14) 佐久間尚子, 伊集院睦雄, 伏見貴夫, ほか編著：日本語の語彙特性（NTTコミュニケーション科学基礎研究所, 監修）. 3期（第8巻）. 三省堂, 東京, 2008.
15) Paivio A, Yuille JC, Madigan SA : Concreteness, imagery, and meaningfulness values for 925 nouns. J Exp Psychol, 76：1-25, 1968.
16) Fushimi T, Ijuin M, Patterson K, et al. : Consistency, frequency, and lexicality effects in naming Japanese Kanji. Journal of Experimental Psychology : Human Perception and Performance, 25 : 382-407, 1999.
17) 近藤公久, Wydell TN：漢字単語の音読潜時と語彙判断時間に影響する単語と文字の特性. 第8回認知神経心理学研究会. 2005.
18) 近藤公久, Wydell TN：音読潜時, 語彙判断時間, 語特性, 文字特性, 音韻特性. 第12回認知神経心理学研究会. 2009.

Chapter 1 理論的観点と方法

6 分析法：線形混合効果モデル

上海大学・名古屋大学　玉岡　賀津雄

臨床に役立つ ワンポイントアドバイス

　語彙性判断実験などのデータの分析には，線形混合効果モデル（LME）が使用されるようになってきた。LMEには，変量（ランダム）効果と固定効果の2種類の効果がある。変量効果とは，被験者の個性や刺激の特性といったランダムに起こりうる影響を考慮するための変数である。固定効果とは，被験者や刺激に共通した特徴による影響であり，研究の目的となる変数である。固定効果を測定するにあたり，変量効果の影響を考慮できる点でLMEは優れている。また，被験者ごとの実験刺激の試行順序を使って課題遂行における心理的特性も分析できる。試行順序は，データの正規性を確保するためのBox-Cox変換で最適なデータ変換法を見つけるためにも役に立つ。LMEでは，多様なモデルを作って，赤池情報量規準（AIC）で最適モデルを選んで分析を完結する。最後に，最適モデルの誤差の分布から絶対値で2.5以上のデータを，逸脱したデータとして分析から除外して平均と標準偏差を計算する。この手法は，特に健常者の一般的な傾向を検討するのに最適である。

Key word

線形混合効果モデル（LME）：説明変数として固定効果と変量効果を同時に検討する分析法。
変量（ランダム）効果：被験者の個性や刺激の特性などのランダムに起こりうる影響。
固定効果：被験者や刺激に共通した特徴による影響。
刺激群の試行順序：被験者ごとにランダムに刺激群が提示される順序。
Box-Cox変換：提示順序を使って従属変数の最適なデータ変換法を見つける方法。
赤池情報量規準（AIC）：複数のモデルから最適のモデルを選ぶ際の基準となる指標。

1. 実験で扱うデータ

　語彙や文の処理実験は，複数の被験者が複数の刺激語・刺激文が正しいかどうかを判断するというデザインで行われることが多い。例えば，日本語の語彙として「経済」は正しく，「系宋」は誤りである。こうした正しい語彙と正しくない語彙をランダムにコンピュータのスクリーンに

提示して，正しい判断のキーと誤りの判断のキーを押す課題は，語彙性判断課題（lexical decision task）と呼ばれる。この課題では，判断までに要した時間と全体の正答率あるいは誤答率を，実験用のソフトフェアを使って自動的に測定する。

　データは2種類からなる。1つは，ミリ秒単位で測定した反応時間（reaction time）である。これには，スクリーンに提示された刺激語を視覚的に処理して，日本語の語彙の文字情報が記憶された心的辞書（mental lexicon）で確認して，「正しい」あるいは「誤り」という情報を運動野から指に送って，キーを押すまでの時間が含まれる。もう1つは，個々の刺激語についての正誤判断の結果である。正しい判断は1，誤りの判断は0とソフトウェア上に記録される。刺激語全体に占める正答の割合が正答率（accuracy rate）で，誤りの割合は誤答率（error rate）である。調査対象の言語を母語とする話者であれば，95％以上の正答率になることが多い。そのため反応時間が仮説検証に使われる。ここでは，反応時間のデータの分析法について説明する。

2. 被験者分析と項目分析

　これまでの実験データの分散分析（analysis of variance：ANOVA）による統計解析では，被験者側からみた場合の刺激語の反応時間の平均を使った被験者分析（participant analysis）と刺激語からみた場合の反応時間の平均を使った項目分析（item analysis）が別々に行われてきた。しかし，これには両分析が異なる結果を出すことがあるという問題がある。また，個々の被験者や刺激項目の特性の影響が考慮されていないという問題もある。これら2つの問題を解決するために線形混合効果モデル（linear mixed-effects models：LME）が導入された[1]。ここでは，まず被験者データと項目データを使った分散分析がどうして異なる結果を出すかを説明する。

　語彙性判断課題の反応時間を分析する場合には，正しく判断された刺激語の反応時間だけを使用する。これにより被験者分析と項目分析で異

表1 ▶ 5名の被験者が5つの刺激語について判断した場合の反応時間一覧

(1) すべてが正しく判断された場合

被検者	刺激語 1	2	3	4	5	平均
1	607	448	702	792	1,009	712
2	855	1,167	1,098	902	1,263	1,057
3	669	665	727	735	1,061	771
4	998	1,324	922	922	939	1,021
5	617	1,021	687	677	645	729
平均	749	925	827	806	983	一致

(2) 4つの誤りがあった場合

被検者	刺激語 1	2	3	4	5	平均
1	607	448	702	792	1,009	712
2	855	1,167		902	1,263	1,047
3	669		727	735	1,061	798
4	998	1,324	922	922		1,042
5	617	1,021	687	677		751
平均	749	990	760	806	1,111	不一致

なる結果が出る可能性が生じる。話を簡単にするために5名の被験者が5つの刺激語について判断した場合を考えてみる。**表1の(1)**は，5名の被験者が5つの刺激語をすべて正しく判断した場合の反応時間の一覧である。すべてが正しく判断された場合は，5名の被験者の平均反応時間も5つの刺激語の平均反応時間も858ミリ秒で一致する。もちろん，標準偏差は異なり，被験者の場合は149ミリ秒で，刺激語の場合は85ミリ秒である。

表1の(2)の灰色のセルは誤って判断した刺激項目である。それらは反応時間の分析には使わない。5名の被験者が4つの刺激語を誤っているので，5名の被験者の反応時間の平均は870ミリ秒で，標準偏差は145ミリ秒になる。一方，5つの刺激語の反応時間の平均は883ミリ秒で標準偏差は143ミリ秒であり，平均が一致しない。**表1の(2)**をみると，刺激語5は2名が誤っており，3名の処理時間から刺激語の平均が計算される。当然，被験者と刺激語でデータが異なるので，2つの分散分析の結果が乖離してしまうことがある。さらに，各被験者と各刺激語の平均データを使うので，実際の試行回数は25回（5名の被験者×5つの刺激語）であっても，実際の被験者分析は5名，項目分析は5つとなり，サンプル数が少なくなり，有意な結果を得るのが難しくなる。

もう1つの問題は，もともと乖離した結果が生じる原因は，被験者と刺激語の特性にある。例えば，注意散漫な被験者がいれば，刺激語と関

係なく実験中に反応時間が大きく遅延する可能性がある。あるいは，難しい刺激語が含まれていると，極端に反応時間が長くなる。逆に，非常に簡単な刺激語だと反応時間が極端に短くなる。こうした被験者や刺激語の特性を考慮して，1つの分析で測定したい変数が有意な結果であるかどうかを判断できるようにしたのがLMEである。LMEには，統計解析向けのプログラミング言語であるR言語[2]（以下R）が使用されることが多い。そこで，ここではRのコマンドも記しながら説明する。

3. 線形混合効果モデル（LME）で扱う変数

LMEには，変量効果（random effects，ランダム効果ともいう）と固定効果（fixed effects）の2種類の効果がある。ここでいう効果とは，変数と考えればよい。LMEを線形モデルで説明すると，以下のような式で全体を把握することができる。

$$f(x) = a_0 + a_1X_1 + a_2X_2 + a_3X_3 + \epsilon$$

反応時間　切片　被験者　刺激語　使用頻度　誤差

変量（ランダム）効果　　固定効果

…… (1)

（1）の式は，語彙性判断に要する時間である反応時間に，語彙の使用頻度がどう影響するかを検討する式である。まず，コンピュータのモニターに提示された語が日本語として正しい語であるかどうかを判断する正誤判断課題の処理速度には，個人差が影響すると考えられる。これは，被験者のa_1X_1で示されている。さらに，提示される語によっても判断に要する速度が異なってくることが予想される。これは刺激語のa_2X_2で示されている。これらが，変量（ランダム）効果である。実験の仮説検証には直接には関係ないものの，語彙性判断の反応時間に影響すると思われる変数である。さらに，語彙処理には，語の使用頻度が強く影響するといわれている。それは，a_3X_3で示されており，固定効果である。最後に，この式で予想されない誤差がϵで示されている。a_0は，（1）の線形モデルの切片である。

LMEには2つの利点がある。1つは，固定効果の影響を観察するのに，個人差と刺激差という変量効果を考慮して分析することで，被験者分析と項目分析を別々にする必要がなくなったことである。もう1つは，被験者と刺激項目で平均したデータで分析すること（**表1**）によって失われていた実験データをすべて含み込んで分析することができるようになったことである。

4. 刺激の試行順序の影響

これまで実験において考慮されてこなかった影響要因として，刺激の試行順序がある。これは，簡単な1桁の足し算を行って，その結果から性格や行動における特徴を測る「内田クレペリン検査」で考えると容易に理解できよう。例えば，初めのほうで提示された刺激には迅速に反応するが，単純な課題に飽きてしまい途中から遅くなったりすることがある。逆に，初めのほうで提示された刺激では課題に慣れていないために処理が遅いものの，課題の遂行に慣れてくるとしだいに速く反応できるようになることもある。これは，課題の学習効果（learning effect）である。また，課題が終わりに近づくと，もう少しだから頑張ろうという気持ちになることもある。試行順序が被験者に影響する例として，180試行の実験における4名の被検者の反応時間の変化を**図1**に示した。

図1をみると，被験者1は，初めは反応時間が速いものの，中間で一

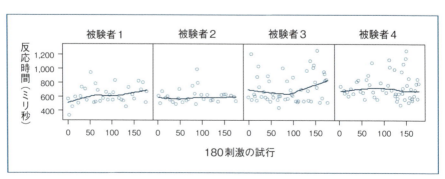

図1 ▶ 180試行の実験における4名の被検者の反応時間の変化

定になり，120試行から後半にかけてしだいに遅くなっている。課題への疲れか，あるいは課題に飽きたのかもしれない。被検者2は，初めから終わりまでコンスタントな速度で反応している。課題をコツコツと達成できる性格のようである。被検者3は，100試行くらいまでは徐々に処理速度が速くなっているものの，100試行を越えたあたりから，課題に飽きたのか処理速度が極端に遅くなっている。被検者4は，被験者2と同様に全体的にかなり安定した処理速度で，コツコツ課題をこなす性格のようである。4名の被検者をみただけでも，個人差が大きいことがわかる。

こうした個人の課題遂行における試行順序の影響は，言語的特性 (linguistic traits) というより，心理的特性 (psychological traits) である。このような刺激語の試行順序を考察に含み込んで個人の心理的な特性を考慮することで，より正確に固定効果の影響を検討することができる。これは，(1) の式に，刺激の試行順序を固定効果として加えることで表す。具体的には，(2) の式のa_4X_4として示している。

$$f(x) = a_0 + a_1X_1 + a_2X_2 + a_3X_3 + a_4X_4 + \epsilon \quad \cdots\cdots (2)$$

反応時間　切片　被験者　刺激語　使用頻度　試行順序　誤差

変量(ランダム)効果　　　　　固定効果

なお，試行順序は，平均が0，分散が1になるように標準化して分析することが多い。これをRでは特に中心化 (centering) と呼んでいる。中心化しなくても結果は同じである。しかし，図を描く際に，平均が0になるように中心化しておくと，ちょうど試行順序の中間地点が0になるので，結果がわかりやすい。Rだと，「ファイル名 trial.c <- scale (ファイル名 $trial)」のコマンドで中心化することができる。これは，あるファイルの試行順序 (trial) を中心化して，trial.cという変数を作るというコマンドである。分析では，trial.cの変数名で，固定効果として分析する。なお，Rのコマンドでは，括弧は半角を使う（以下，同様）。

5. データの正規性とデータ変換

　あるデータに対して数値処理を行ってデータの形式を変えることをデータ変換（data transformation）という。データ変換を行う理由は，個々のデータが全体の分布でどの位置にあるかをわかりやすくするため，また，分布を正規分布（normal distribution）に近づけて検定の精度を上げるためである。実際，実験の反応時間のデータは，分布が偏っていることが多いので，データ変換を行う必要がある。反応時間のデータ変換として頻繁に使われるのは，対数変換と逆数変換である。対数変換の場合は，底をどう設定するかを選択する必要がある。統計解析用言語のRでは，自然対数（natural logarithm）が初期設定になっている。自然対数とは，ネイピアの定数（Napier's constant）といわれるe（≈ 2.718281828459）を底とする対数である。逆数変換の場合は，単純に反応時間の逆数を使うのではなく，ミリ秒単位なので逆数に－1,000を掛けて「－1,000/反応時間」として計算するのが一般的である。

　やみくもにデータ変換を行うことはできない。どの変換方法が最適であるかを判断するには，Box-Cox変換（Box-cox power transformation）を使う[3]。ラムダ（λ，lambda）を指標として使い，－5から＋5の範囲で変化する。ただし，ほとんどの場合，－2から＋2の範囲で変化するので，この範囲のラムダを算出して判定する。図2は1例である。これをみると，反応時間をそのまま使ったデータは左に大きな山があり，右に裾が大きく広がる歪んだ分布であることがわかる。自然対数および底が10の対数に変換すると，裾がなだらかになる。対数の底は，分布に影響しないこともみてとれる。また，「－1,000/反応時間」という逆数に変換すると，左に少し裾が広がる。

　どの分布がより正規分布に近いかを判断するには，Box-Cox変換を行って判断するが，Rでは，「boxcox(rt ~ trial, data=データ名, lambda = seq(-2, 2, length=40))」というコマンドになる。rtは反応時間，dataは使用するデータ（Rではデータフレームという），trialは試行順序である。ラムダは，－2から＋2の範囲をseqで指定する。lengthは図の大きさ

を示す．Box-Cox変換の例を図3に示した．図3の点線が3つ示されている．真ん中の点線に近い値でデータ変換の種類を判断する．図3の場合は，−1に近いので，逆数変換がもっとも正規分布に近いことがわか

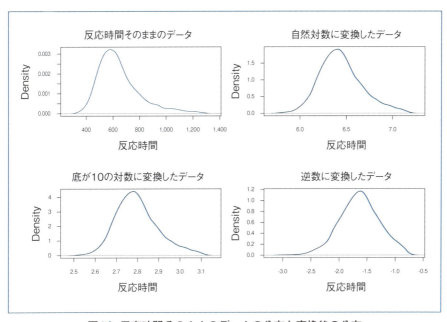

図2 ▶ 反応時間そのままのデータの分布と変換後の分布

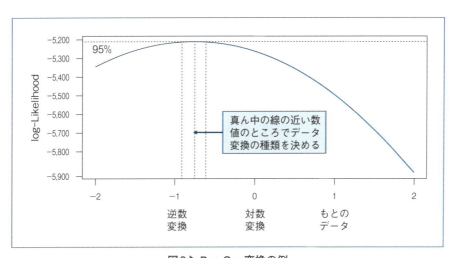

図3 ▶ Box-Cox変換の例

る。このように，Box-Cox変換のラムダの値から最適なデータ変換の方法を見つけることができる。

6. LMEのモデル設定と最適モデルの判定

　LMEでは，複数の変量効果と固定効果を使って分析する。これらの効果（変数）の扱いによって，複数のモデル（式）ができる。まずは，より簡単な固定効果から説明する。固定効果の変数が2つある場合に，単独の主効果をそれぞれ設定するか，あるいは交互作用を想定するかである。これまでの二次元配置の分散分析では，交互作用は自動的に分析されていた。LMEでは，線形モデルに交互作用を含むかどうかを選択することができる。どのモデルが最適かを判断するには，赤池情報量規準（Akaike's Information Criterion：AIC）でモデル適合の良さを評価する。交互作用を含む場合とそうでない場合のモデルのAICを算出して，それが有意に小さいほうがより適切なモデルである。その際に，Rではモデルの分析結果からAICを分散分析の「anova(m1, m2)」で計算する。このコマンドでは，m1が交互作用なし，m2が交互作用ありのモデルの出力である。

　モデルの選定で難しいのは，変量効果である。例えば，被験者の違いが大きいと，回帰式の切片が異なることが想定される。その場合は，被験者ごとの切片を変量効果とする。これは，被験者のランダム切片（random intercept）を想定するといわれる。Rでは「(1|subject)」というコマンドになる。さらに，「(1|subject) + (0+trail|subject)」とすると，被験者ごとにランダムな切片と試行順序によるランダムな傾きを想定することになるが，0で示すことで両者の相関を考慮しないことになる。切片と傾きの相関を考慮する場合は，1として「(1+trial|subject)」というコマンドにする。これはランダムな切片と傾きの相関を考慮することになり，コマンドはシンプルであるが被験者の変量効果について，より複雑なモデルを想定している。例えば，LMEのRのモデルの例としては，「lmer (− 1000/rt ~ (1+trial|subject) + (1|item) + wfre*trial, data = デー

タ名)」というモデルが考えられる。これは，逆数変換した反応時間を予測するのに，被験者ごとに切片が異なり，さらに試行順序によって被験者ごとの傾きが異なり，さらにこれらの切片と傾きに相関があることを想定している。また，刺激語の違いでは，切片が異なるという変量効果を想定している。さらに，語彙使用頻度（wfreの変数）と試行順序（trialの変数）の2つの固定効果の主効果と両変数の交互作用（*で2つの変数を「wfre*trial」と並べるコマンド）の影響を想定している。

　最適なモデルを決める条件は2つである。まず，AICが有意に低いモデルを選ぶ。有意ではなく，類似した程度の適合度のモデルが複数ある場合には，最もシンプルなモデルを選ぶ。シンプルなモデルとは，自由度が最も小さいモデルである。LMEの最適なモデルの判定では，データの特性を考えながら，論理的に推論して最適なモデルを探るようにするのがよい。

7. 固定効果（変数）に複数の水準（レベル）がある場合

　LMEはt分布を使って有意水準を判定している。そのため，ある固定効果に3つの水準（レベル）ある場合には，特定の水準を基準として，他の2つの水準と比較した分析結果を算出する。そのため，比較ができない組み合わせができる。例えば，英語能力で上位，中位，下位の3つの水準（この場合はグループ）があるとすれば，上位が基準であれば，上位と中位および上位と下位を比較することになる。そのため，中位と下位の比較結果は算出されない。こういう場合には，2つの対応法がある。

　第1の方法は，基準（reference）を変えて分析する方法である。この場合は，relevelというRのコマンドを使う。例えば，「ファイル名$engability <- relevel (ファイル名$engability, ref = "Middle")」という使い方である。これは，ファイルに保存されている英語能力のengabilityという変数の基準を中位のMiddleにするという意味である。これによって，中位の英語レベルを基準としたt検定になるので，中位と上位，中

位と下位の分析ができる。この方法は，固定変数が1つで，3つの水準であるような，シンプルの場合には有効である。しかし，水準が4つあったり，このような固定変数が複数あったりする場合には，モデルの結果が2つ以上になるので，LMEの分析を繰り返して水準を比べるには不向きである。

もう1つは，最小二乗平均値（least-squares means）を使って複数の水準を比較する方法である[4]。例えば，英語能力の上位，中位，下位の3つグループの多重比較を最小二乗平均値を使って行いたい場合は，「lsmeans(m1, pairwise~engability)」というコマンドになる。これは，m1のモデルの分析結果から，英語能力のengabilityの3つの水準を，すべての組み合わせ（pairwise）で比較するという意味である。類似した方法として，推定周辺平均（estimated marginal means）を使う方法がある。分析モデルに基づく各水準の平均の推定では，こちらが推奨されている。Rのコマンドは類似しており，「emmeans(m1, pairwise~engability)」である。これは，m1のモデルの分析結果から，英語能力のengabilityの3つの水準を比較するという意味である。なお，LMEの固定変数の基準を変えて分析する場合と，最小二乗法による分析で，異なる結果になることがあるので，注意を要する。

8. 逸脱データの編集

これまで逸脱したデータ（outliers）は，分析する前に編集していた。例えば，100ミリ秒以下の場合には，誤ってキーを押した可能性があるので誤りとして，反応時間の分析には含まない。具体的には，正誤反応を0として記録する。あるいは，5,000ミリ秒を超える場合も，異常に長いので，これも誤りとして記録する。これに加えて，各被験者の「平均処理時間±標準偏差2.5」を超えたデータを境界値（boundaries）で置き換えるという編集を行う。境界値を超えても，正しく判断された刺激語については反応時間を分析に使う方法と削除する方法ある。これまではいずれの方法も使われてきた。しかしながら，このデータ編集では，

分布の両方の裾が境界値で切れてしまうので、スムーズな分布にならないという問題がある。

　LEMでは、最適のモデルを選定してから、誤差分布の標準偏差2.5の境界値から外れたデータを削除する方法がある。そのためには、まずオリジナルのデータで最適モデルを選定する。最適モデルの誤差分布の絶対値を計算して、2.5以上になるデータを削除して新しいデータセット（subset）を作る。具体的なRのコマンドは、「subset <- abs(scale(resid(m1)))<2.5」である。まず、最適モデルのm1の結果から、誤差をresid(　)計算する。それを標準化scale(　)して、絶対値abs(　)にする。絶対値の値が2.5以下のものだけを選んでデータセットを作る。言い換えれば、2.5以上のデータは削除する。この手続であれば、異常な値を主観的に判断しなくても、最適モデルに基づいてデータ編集ができる。

　反応時間を試行順序（trial.c）、語彙使用頻度（wfreq）、英語能力（engability）の3つの固定効果についての分析例を示すと、次のようになる。「m1 <- lmer(－1000/rt ~ (1+trial.c|subject) + (1|item) + trial.c + wfreq*engability, data = データ名)」そして、「m1ed <- lmer(－1000/rt ~ (1+trial.z|subject) + (1|item) + trial.c + wfreq*engability, data = データ名, subset = abs(scale(resid(m1)))<2.5)」というコマンドである。これは、まずデータ編集前のデータを使ってLMEの最適モデルを分析する。その結果が、m1に出力される。このm1の分析の誤差分布を使ってデータ編集を行い、subsetのデータセットを作る。そして、LMEの分析を行う。結果は、m1edに出力されるので、「summary (m1ed)」で、結果をみることができる。

　実際のデータ編集の前後の分布は、図4のようになる。データ編集前の分布は、楕円で示したような逸脱データが含まれている。一方、データ編集後にはそれらが削除されて、正規分布に近い分布になっていることがわかる。最適モデルの誤差分布を使ってデータ編集を行ってからさらに最終的な分析を行うため、データ編集後のデータセット（subset）を使って各グループの平均と標準偏差を計算する。

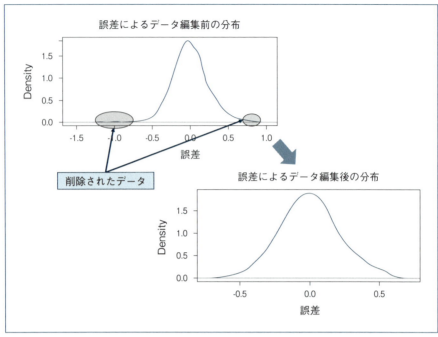

図4 ▶ 最適モデルの誤差分布を使ったデータ編集前後の分布

Rererence

1) Baayen RH, Davidson DJ, Bates DM : Mixed-effects modelling with crossed random effects for subjects and items. J Memo Lang, 59 : 390-412, 2008.
2) R Project for Statistical Computing (https://www.r-project.org)
3) Box GEP, Cox DR : An analysis of transformations. J R Stat Soc Series B, 26 : 211-252, 1964.
4) Lenth RV : Least-squares means : the R package lsmeans. J Stat Softw, 69 : 1-33, 2016.

Chapter 2 各種神経心理症状の認知神経心理学的分析

1 失語症

びわこリハビリテーション専門職大学 種村 純

臨床に役立つ ワンポイントアドバイス

　言語の認知神経心理学的モデルの出現により，モデル内に言語障害が位置づけられ，関連障害との相違が明らかにされたことにより，認知神経心理学が成立した。その後，意味・語彙・音韻のプロセス間に相互作用を認めるコネクショニスト・モデルの出現によって機能あるいは障害の程度が示され，モデルに基づくシミュレーションにより障害の診断がなされるようになった。語彙処理に関するコネクショニスト・モデルの貢献の例として，語彙と音韻の両プロセスの相互作用から形式性錯語が説明された。また，非流暢性失語における文発話の障害については，複数単語の継続的な活性化の障害が関与することが明らかにされた。

Key word

機能構築モデル：初期の認知神経心理学的理論は，言語情報処理モデルや機能構築モデルと呼ばれる。発話表出には，意味システム，音韻出力辞書，音韻出力バッファーの3つのプロセス，聴覚的理解には，聴覚的音韻分析システム，聴覚入力辞書，意味システムの3つのプロセスが設定され，失語症状の障害レベルが分析できる。

活性化拡散理論：コネクショニスト・モデルのネットワークは，個々の語彙，その音韻，その意味素性に対応した神経細胞にあたるユニットから構成され，ニューラル・ネットワークと呼ばれている。あるユニットの活性化水準はそのユニットが他のすべてのユニットから受け取る活性化の総和を反映する。活性化の障害は目標語ユニットが減衰し，ノイズレベルが増加するために生じると仮定される。

失語症状のコンピュータ・シミュレーション：コネクショニスト・モデルでは失語症状をシミュレートすることによってモデルの特性を症例に応じて変化させ，活性化の流れの強さ，減衰率など，モデルの変数を個々の症例の成績に最も適合した値として選ぶことができる。モデルの特性における変動が症例間の相違を捉えるために，活性化フローの強度，速度，活性化減衰の大きさなどのコンピュタモデルの特性を変化させることで，異なったタイプの障害をシミュレートできる。

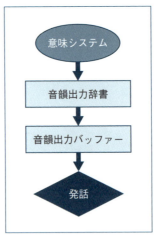

図1 ▶ ロゴジェン・モデルにおける発話表出の段階

1. 失語症の言語処理に関する機能構築モデルとコネクショニスト・モデル

❶ 機能構築モデル

　初期の認知神経心理学的理論は言語情報処理モデルや機能構築モデルと呼ばれる。Mortonら[1]のロゴジェン・モデルなどがこれにあたる。発話表出には，意味システム，音韻出力辞書，音韻出力バッファーの3つのプロセス，聴覚的理解には，聴覚的音韻分析システム，聴覚入力辞書，意味システムの3つのプロセスが設定された。これらのプロセスは語彙の意味的特徴，語彙，音韻の3水準の表象に対応している。発話表出の3段階では，語彙表象の選択は意味システムで行われ，音韻出力辞書で音韻表象を選択する。さらに音韻出力バッファーで音韻列が形成される（図1）。聴覚的理解の3段階では，聴覚的音韻分析システムの段階で語音の同定が行われ，音韻入力辞書で音韻列が単語として認識され，意味システムで語彙の意味が抽出される。以下，各々の段階について説明する。

1. 発話表出のプロセス
1) 意味システム
　意味システムでは語彙表象の選択がなされ，この意味システムの段階の障害では表出と理解双方における意味的障害が出現する。単語に関する貯蔵された意味情報にアクセスができないためである。また，表出と理解では同一の貯蔵庫を利用している。
2) 音韻出力辞書
　音韻出力辞書では音韻表象の選択がなされ，この段階の障害では，語想起時に迂言，音韻性錯語，意味性錯語が出現する。単語の意味表象へのアクセスに困難はなく，単語の正確な表出に要する個別の音韻情報に毎回一貫してアクセスすることができない。意味貯蔵庫とは別に，語彙貯蔵庫は表出に要する単語の音韻形式に関する情報を貯蔵している。音韻性錯語は音韻出力辞書における単語の音韻形式に関する情報への不完全なアクセスの結果として生じる。
3) 音韻出力バッファー
　音韻出力バッファーでは音韻を配列し，音韻列を形成する。音韻出力バッファーの段階の障害では，特に長い単語や，自発話，呼称，単語の復唱，音読に混乱が生じやすく，非語復唱で音韻性錯語が出現する。音韻形式の構音は正常である。音韻出力バッファーは，単語の音韻情報を保存し，新しく検索された音韻表象を再構成し，音韻情報をモーラに整理する短期貯蔵庫である。音韻出力辞書は有意味な語彙のみに影響するが，音韻出力バッファーの障害では非語課題にも影響が及ぶ。
　発話に関する機能構築理論によって，異なった個人によって示された成績パターンの相違を記述することができるようになった。

2. 聴覚的理解のプロセス[2]
1) 聴覚的分析システム
　聴覚的分析システムは音波から言語音を抽出する機能をもつ。聴覚的分析システムで聴覚的音韻分析がなされ，このレベルの障害は語音聾（word sound deafness）と呼ばれる。重篤な場合は言語音に関する聾の状態を呈し，軽度の場合は語音弁別のような言語音の正確な弁別や同定

が障害される。復唱ではどの経路を用いても聴覚的分析システムによる語音分析を必要とするので，復唱は全くできない。一方，非言語音の弁別，非言語音と絵のマッチングは障害されない。

2) 聴覚入力辞書

聴覚入力辞書は過去に耳で聞いた単語を再認する機能をもつ。その単語の意味を理解するのではなく，ある単語を以前に耳にしたことがあるかを示す。この段階の障害を語形聾（word form deafness）と呼ぶ。正しい単語形式にアクセスできないので，言われた語に音韻的に類似した語に聞き誤り，一連の語音が実在語であるかを認識できない。実在語も非語も，聴覚的分析システムから音韻出力バッファーへの直接経路を使えば復唱できる。高頻度語のほうが低頻度語よりも成績がよく，頻度効果がみられる。

3) 聴覚入力辞書→意味システム

聴覚入力辞書で耳で聞いて既知と認められた言葉を意味システムにアクセスさせる。意味システムへのアクセス障害は語義聾（word meaning deafness）と呼ばれる。一連の語音が実在語であると認識できても，意味は理解できない。言葉を聞いても，文字を見ても理解できなければ意味システムの障害であるが，文字を見て理解できればその障害は聴覚モダリティ特有の障害である。語彙判断の成績は良好である。語彙経路も非語彙経路も使えるので，実在語・非語ともに復唱・書き取りが可能である。

4) 意味システム

意味システムは語の意味が表象されるプロセスであり，意味システムの障害では聴覚入力でも文字による視覚入力でも理解が障害される。さらに発話と書字の表出モダリティも障害される。失語症では意味システムは通常弱体化し，あるいは部分的に障害されている。心像性効果がみられ，カテゴリー効果を示す患者もいる。

❷ コネクショニスト・モデル

1. 活性化拡散理論

1970年代後期から1980年代に活性化拡散理論が発展し，単語の発

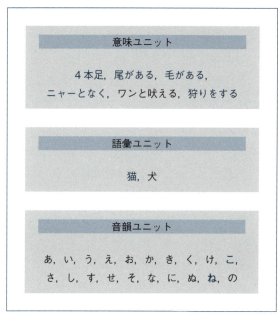

図2 ▶ ユニット間の活性化拡散モデル

話表出モデルが変革された。新しいモデルは個々の語彙，その音韻，その意味素性に対応した神経細胞にあたるユニットから構成され，ニューラル・ネットワークと呼ばれている。例えば，「犬」と「猫」であれば，図2に例示されているような知識が意味，語彙，音韻各ユニットで活性化される。

あるユニットの活性化水準はそのユニットが他のすべてのユニットから受け取る活性化の総和を反映する。呼称では語彙ユニットは意味ユニットから，活性化の大部分を受け取る。一方，復唱のような課題では語彙ユニットは聴覚刺激から直接活性化を受け取る。意味・語彙結合に問題があれば，語彙選択段階での障害あり，語彙・音韻結合に問題があれば音韻検索段階の障害となる。

活性化の障害は目標語の語彙ユニットが減衰し，ノイズレベルが増加するために生じると仮定される。単語の生成は相互作用的で，意味ユニットから語彙ユニットへの活性化とともに，語彙ユニットから意味ユニッ

トへの活性化も生じる。ユニット間の活性化の流れの強さを操作することによって障害のコンピュータ・シミュレーションを行うことができる。活性化の障害では，システム内のランダム・ノイズによって非目標語が選択され，表出される。ノイズはこのシステムの外から，あるいはユニットの活性化の安静レベルにおけるランダムな変動からもたらされる。例えば，他の意味的関連ユニットから非目標語の語彙ユニットが活性化され，ユニット間でノイズが活性化して伝達され，意味的にも音韻的にも目標語に類似した混合性の錯語が出現する。この点，ロゴジェン・モデルでは，混合性の誤りは説明が困難である[3]。

2. 失語症状のコンピュータ・シミュレーション

失語症状をシミュレートすることによって，モデルの特性を症例に応じて変動させ，ユニットの活性化の流れの強さ，減衰率などを個々の症例の成績に最も適合したモデルの変数の値として選ぶことができるようになる。モデルの特性における変動が症例間の相違を捉えているか，また，ユニット活性化の強度，速度，活性化減衰の大きさなどをコンピュータモデルの特性で変化させることで，異なったタイプの障害をシミュレートできるかどうかが検討される。

Dellら[4]は活性化のパラメータとして，ユニット結合の重みと減衰速度を取り上げた。そしてコンピュータ上で2例はユニット結合の重みのみ，2例は減衰速度のみ，2例は両変数を減らすことで最適にモデル化することができた。さらに，ユニット結合の重みと減衰速度に違いをつけてモデルを破壊したところ，異なるタイプの障害が出現することが示された。また，Foygelら[5]は，減衰速度は一定とし，意味・語彙ユニット結合の重みと語彙・音韻ユニット結合の重みを変化させることで適合性が増大することを示した。ここでユニット結合の重みとは，意味表象と語彙表象，あるいは語彙表象と音韻表象の結びつきの強さであり，表象の減衰とは意味ユニットなり，音韻ユニットなりのユニットの活性化が異常に速く減衰することを意味している。目標語の意味ユニットが語彙ユニットに活性化を受け取る前に失われることで意味性錯語が出現し，音韻ユニットが構音される前に活性化を失うことで音韻性錯語が出

現する．また，目標語の音韻ユニットの活性化が減衰することにより音韻・語彙ユニットからのフィードバックは実在語に対応したパターンを強化することになる．このフィードバックは後になってから生じ，減衰しにくく，形式性錯語となる．

3．発話表出のプロセス

コネクショニスト・モデルにおける発話表出では，2つの主要な段階が設定される．1つは語彙選択段階で，求められた概念に対応する心的辞書内の最も適切な単語を選択する．選択された単語の音韻形式に関する情報は第2の段階，音韻想起段階で想起される．この2段階説は最近の多くの単語表出理論の特徴で，従来の音韻出力バッファーの段階を含めない．

1）語彙選択段階

語彙選択段階では，概念の意味表象を選択する段階から活性化を伝達していく．概念の意味表象が，意味ユニットを通じた活性化パターンとして語彙ユニットへ活性化を転送する．関連する意味素性を最大に有する単語が最大の活性化を受け取る．一度活性化された語彙ユニットは，自動的にその対応する音韻ユニットの活性化を開始し，表出のために最も強く活性化された語彙項目が選択される．

語彙選択段階が何らかの理由で適切に活性化されないと不正確な単語が表出される．語彙選択段階で，あるユニットが部分的に活性化されれば，意味的に関連した単語が表出される．この場合，主に意味性錯語とその他の単語レベルのエラーとなる．音韻性錯語は稀で，復唱は良好である．このパターンの障害が語彙選択段階の障害の結果として出現する．

2）音韻想起段階

音韻想起段階では，その単語に対応する音韻ユニットが活性化され，音素が単語内の音節，モーラなどの位置で選択される．さらに，選択された単語の音韻形式に関する情報が想起される．活性化は語彙ユニットから対応する音韻ユニットへ拡散する．音韻想起段階はある1つの音韻が単語内のそれぞれの位置に選択された時に終了する．この段階における誤った選択は音韻的エラーをもたらし，目標語の音韻のうち1つかそ

れ以上が不正確になるか，脱落する。語彙，非語，呼称，復唱のいずれであれ，すべての音韻的エラーは競合する音に対して適切な音韻ユニットを正しく活性化させることができないことで出現する。従来の音韻出力辞書以降の音韻的エラーを示すモデルに含まれていた音韻出力バッファーをコネクショニスト・モデルでは仮定する必要がない。

4．聴覚的理解のプロセスおよび表出との相互関係

ロゴジェン・モデルなどの機能構築モデルでは聴覚的理解のプロセスと発話表出のプロセスは別のものとして扱われる。一方，コネクショニスト・モデルでは，語彙ネットワークの情報は聴覚的理解と発話表出の両者においてアクセス可能であり，同一の語彙ネットワークへの活性化の流れの方向の違いとして理解される。

単語の音韻処理には音の弁別の後に，音韻表象を音韻出力辞書内の対応する語彙表象へマッピング（対応付け）がなされる。単語の理解における意味処理とは，語彙表象を対応する意味表象にマッピングし，その表象を概念的意味記憶に統合するプロセスである。これらのプロセスでは意味的・音韻的表象を短期ワーキングメモリ内で活性化を保持する。1つのレベルからもう1つのレベルへマッピングするために活性化拡散を用いるモデル（Dell[4]など）では，音韻あるいは語彙の目標表象と類似の非目標表象も活性化され，それらとの関連で競合する。単語を聴き取り，音韻ユニットが活性化され，音韻出力辞書内の対応する単語にマッピングし，また目標単語に類似した音の単語，音韻的近接語も活性化する。選択された単語が意味システムにマッピングされると，概念の特徴（素性）が活性化される。近隣の単語および概念と競合するために，目標単語の音韻・意味表象は，短期ワーキングメモリ内で十分な時間，適切に保持しなければ言語課題などを完遂することはできない。まず音韻ユニットを活性化し，その後，語彙ユニットに変換される以前に活性を減衰することで，音韻的類似語と競合する。復唱では，音韻的活性化パターンを再表出まで維持することが必要で，そのために語彙・意味表象の支えを受けた結果，具体語が有利となり，非語の復唱は困難となる。

2. 形式性錯語

　形式性錯語とは目標語に音韻的に類似した実在語への誤りである。水田[6]の症例では次のような誤りの例がみられた。包丁→ほうき，柔道→ジュース，歯ブラシ→くちばし。語彙選択の誤りに意味・語彙・音韻の各段階の要因が関与しており，形式性錯語は語彙と音韻の両段階の相互作用の結果として現れるため，機能構築モデルではなく，コネクショニスト・モデルの妥当性を示す現象と考えられることが多い。Blanken[7]の症例RBでは，形式性錯語の多くは意味的にも類似していた。また，Martinら[8]の症例NCでは形式性錯語は目標語よりも高頻度で出現していた。形式性錯語は音韻性錯語に比べて目標語への音韻としての類似度は低い。形式性錯語が語彙処理のメカニズムによって生成されるのであれば，その音韻形式は目標語とは異なった語彙に合わせて出現すると考えられる。症例NCの形式性錯語は，Dell[4]の言語表出相互活性化モデルにおいて，目標語の語彙・音韻をつなぐノードの病的に急激な減衰によって最も適切に説明可能である，と記載されている。症例NCの形式性錯語は意味的錯語に比べて減少する経過をたどった。この変化は減衰速度を正常レベルに徐々に減らしていくことによって生じたとコネクショニスト・モデルで説明できる。

　Best[9]によると，ロゴジェン・モデルのような機能構築モデルで形式性錯語の出現を説明するためには，非語エラーを検出・抑制する編集メカニズムが存在すると仮定する必要がある。形式性錯語が優勢であることは障害された音韻出力バッファーから音韻出力辞書へのフィードバックの結果と考えられる。

3. 非流暢性失語と文の発話表出

❶ 非流暢性失語における失文法

　句や文などの長い発話では，品詞の違いなどの異なったタイプの単語は，文に対して異なった意味的貢献をし，異なった文法的機能を有する。

流暢性失語では，呼称や復唱のような単語課題で表出障害が明確である。一方，非流暢性失語では，単語の表出自体は比較的良好であるが，文発話の表出に困難がある。

　また，単語の文法的機能が発話表出中にどのように処理されるのかにより各品詞の出現に差が生じる。流暢性失語では，名詞，動詞および形容詞に比べ，助詞や助動詞などの機能語がよく出現する。一方，非流暢性失語では，名詞，動詞および形容詞よりも機能語の出現が少なく，失文法発話を呈する。失文法発話には構音と文構成プロセスの両障害が合併している。文構造が単純化した結果，述語項構造[註1]が不正確となりやすい。文命題の表象から文構造へのマッピングの際に，非流暢性失語症者では，文中の名詞と動詞の主題関係[註2]を指定するにあたり，適切な発話に関する概念表象を組み立てることが可能とされる。一方，主題関係から内容語と機能語の位置を指定する文の統語表象に変換することに困難がある。失文法は内容語を構造化されていない系列に表出することであり，不完全で単純な文となる。

❷ 品詞間の成績乖離

　非流暢性失語における語彙表出では動詞のほうが名詞よりも良好な症例と，名詞のほうが動詞より良好な症例が存在する。動詞表出困難は，主題関係における動詞と名詞の役割の違いが理解されていないことを反映している。名詞は文脈が異なっても比較的一定の存在を記述する。一方，動詞は主題関係の正確な概念化に基づいて存在間の関係を記述する必要があるため困難となりやすいのである。

註1　述語項構造
項とは述語に必要な要素で主語，目的語，補語などにあたる。述語項構造は個々の動詞がもっている述語と項の関係である。動詞によって必要になる項の数が相違しており，一項動詞：〜が温まる，光る，二項動詞：〜が〜を助ける，書く，三項動詞：〜が〜に〜を教える，借りる，などとなる。

註2　主題関係
主題関係は各項に与える意味役割で，動作主／行為者，主題／対象，着点／受益者などが挙げられる。

❸ 動詞発話の諸障害

文脈内で適切な動詞を表出するためには，動詞がとる項の数とタイプに基づいて述語項構造に関する統語情報にアクセスし，必要な要素に統合するまで系列として保持する必要がある。失語症者の成績では，多くの項をとる動詞よりも項の数が少ない動詞のほうが良好である。語選択について，名詞は意味から選択するが，動詞は文脈に依存して意味が選択され，文法的符号化の機能にも影響される。

❹ 非流暢性失語の発話障害の性質

非流暢性失語例では，2語以上の表象を想起することが困難である。1つの発話内で表出する他の単語にも大きく影響を受ける。例えば絵の呼称課題で2語を同時に発話してもらう場合よりも1語のみのほうが高成績である。特に2語が意味的に関連していると，この影響はさらに大きくなる[10, 11]。1語ずつの呼称でも，意味的関連語が続くと成績が低下する[12, 13]。

非流暢性失語では語彙ネットワークの管理統制の障害，すなわち継続的に複数単語を活性化することの障害が指摘されている。語彙ネットワークを通じて活性化拡散を統制するメカニズムの障害であり，通常，ある一時点で選択される1ユニットは十分に活性化することができるが，1つの文のなかで複数の単語を表出する際に困難を示す。

Reference

1) Morton J, Patterson K : A new attempt at an interpretation, or, an attempt at a new interpretation. In : Deep dyslexia (eds Coltheart M, Patterson KE, et al.). Routledge and Kegan Paul, London, pp. 91-118, 1980.
2) Franklin S：Dissociation in auditory word comprehension, evidence from nine fluent aphasic patients. Aphasiology, 3 : 189-207, 1989.
3) Wilshire CE : Cognitive neuropsychological approaches to word production in aphasia : beyond boxes and arrows. Aphasiology, 22 : 1019-1053, 2008.
4) Dell GS : A spreading-activation theory of retrieval in sentence production. Psychol Rev, 93 : 283-321, 1986.
5) Foygel D, Dell GS : Models of impaired lexical access in speech production. J Mem Lang, 43 : 182-216, 2000.
6) 水田秀子：多彩な錯語を呈した「失名詞」失語―形式性錯語を中心に―. 高次脳

機能研究, 26 : 8-15, 2006.
7) Blanken G : Formal paraphasias : a single case study. Brain Lang, 38 : 534-554, 1990.
8) Martin N, Dell GS, Saffran EM, et al. : Origins of paraphasias in deep dysphasias : Testing the consequences of a decay impairment to an interactive spreading activation model of lexical retrieval. Brain Lang, 47 : 609-660, 1994.
9) Best WM : When racquets are baskets but baskets are biscuits, where do the words come from? A single case study of formal paraphasic errors in aphasia. Cogn Psychol, 13 : 443-480, 1996.
10) Freedman ML, Martin RC, Biegler K : Semantic relatedness effects in conjoined noun phrase production : implications for the role of short-term memory. Cogn Neuropsychol, 21 : 245-265, 2004.
11) Schwartz MF, Hodgson C : A new multiword naming deficit : evidence and interpretation. Cogn Neuropsychol, 19 : 263-288, 2002.
12) Schnur TT, Schwartz MF, Brecher A, et al. : Semantic interference during blockedcyclic naming : evidence from aphasia. J Mem Lang, 54 : 199-227, 2006.
13) Wilshire CE, McCarthy RA : Evidence for a context-sensitive word retrieval disorder in a case of nonfluent aphasia. Cogn Neuropsychol, 19 : 165-186, 2002.

Chapter 2 各種神経心理症状の認知神経心理学的分析

2 読みの障害

県立広島大学保健福祉学部保健福祉学科 　伊集院　睦雄

臨床に役立つ ワンポイントアドバイス

　認知神経心理学とは，正常な認知システムがどのような構造をもっているかを推定するために，障害者のデータを用いて検討する学問領域であり，さまざまな認知領域で機能モデルが構築されてきた。読みに関しては，辞書の参照と規則の適用を用いて文字列を音韻列に変換する二重経路モデルが提案されており，これまでに健常成人が音読時に呈するさまざまな特徴や，表層失読，音韻失読，深層失読といった読みの障害を呈する症例の読み誤り特徴をうまく説明することに成功してきた。これに対し近年，計算論的アプローチという新しい展開があり，特にコネクショニスト・アプローチから，従来の単一症例研究による方法論や機能的二重乖離の原則，あるいは脳研究に関する考え方などに対してさまざまな問題が提示されている。症状と障害メカニズムの関係は複雑であり，その解明にあたり認知機能の理論的研究を理解することは重要である。

　認知神経心理学は，脳損傷例が呈する神経心理学的なデータから，正常な認知システムの構造がどのようになっているのかを推論することを目的としており，これには2つの側面がある。1つは，脳損傷例に認められる症状のパターン（何ができて何ができないか）から，正常な認知過程をモデル化するにあたっての知見を得るという目的，もう1つは，モデル論的な観点から，健常なパフォーマンスと脳損傷例の症状を説明するという目的である[1]。認知神経心理学では，①われわれが行っている認知というこころの営みは，比較的独立した複数のモジュールの協調した活動によって成り立っており（モジュール性），②それらはすべての人に共通したもので（普遍性の仮定），③脳の損傷により特定のモジュールや経路がなくなり，残された正常なモジュール群が機能した結果としてさまざまな症状が現れる（減算性の仮定）と考える[2〜4]。そして，構築したモデルに基づいて刺激変数が選択され，症例に対して詳細

な検討が行われる。

　同じ症状を呈する症例がいても，その症状を生み出すメカニズムが同じであるとは限らない。そのため，認知神経心理学では，単一症例に対して徹底した検査と詳細なエラー分析を行うことにより，何ができて何ができないかを調べ上げ，想定しているモデルにおける損傷箇所を探っていくという研究手法がとられる。この単一症例研究の妥当性を支えているのが，普遍性の仮定と，減算性の仮定である。そして，機能的二重乖離[註1]に基づき，症状とモジュールの対応を精緻化し，さまざまな認知システムの構造を明らかにしてきた。以下では，言語機能のなかでも「読み」に焦点を当て，その障害に対する認知神経心理学的アプローチに関し，従来の古典的アプローチと近年の計算論的アプローチに分けて紹介する。

1. 健常成人の音読時にみられる諸現象

　読みの障害に入る前に，まず健常成人が文字列を音読する際に示す特徴について説明する。健常成人の音読研究は，語彙属性を精査することにより発展してきた。以下では，読みの障害である失読にとって特に重要となる読みの現象を紹介する。

❶ 出現頻度効果，親密度効果

　出現頻度とは日常よく目にする指標，親密度とはなじみの程度の主観的な評定値であり，高頻度あるいは高親密度な単語ほど音読成績がよい。出現頻度や親密度は，単語の音読に最も大きな影響を与える変数である[5,6]。

> **註1　機能的二重乖離**
> 二重乖離は，神経心理学でよく用いられている，脳とこころの働きの関係を明らかにする方法論であるが，認知神経心理学では脳との対応は問わない。いま，2つの心的機能AとBを想定し，ある症例では機能Aに問題はないが機能Bが障害されており，別の症例ではその逆で機能Bに問題はないが機能Aが障害されていたとする。この場合，機能的二重乖離が成立し，AとBという心的機能モジュールを想定する妥当性が高まると考える。

❷ 規則性効果，一貫性効果

　英語の場合，綴りにはそれぞれに規則的な読みがある．例えば，_INTという綴りの規則的読みは/_int/で，規則に従う読み方をするHINT, MINT, LINT, PRINTなどの単語を規則語という．しかし，規則的な読み方をしない単語もある．例えば，PINTは/paint/と読み，単音節語中に現れる_INTを/_int/と読まない例外的な単語で，このような単語を不規則語，あるいは例外語という．規則性効果とは，規則語のほうが例外語より音読成績のよい現象をいい，特に低頻度語で顕著に現れることが知られている[7]．

　日本語において規則語は，語を構成するある文字が，その文字を含む他の多くの語で共通した（典型的な）読み方で読まれる語と考えることができる．漢字語における規則語には，「議題」のように，読み方が一通りしかない文字で構成される一貫語と（議論，議会，主題，演題など，「議」は/gi/，「題」は/dai/としか読まない），「歌手」のように，典型的な読み方で読む文字で構成される典型語がある（歌詞，歌謡，投手，挙手など，多くの語で「歌」は/ka/，「手」は/sju/と読まれる）．これに対して，「歌声」のように，語を構成している文字が典型的ではない読み方で読まれるものや，「海老」のような熟字訓は例外語，あるいは非典型語と呼ばれる．漢字2文字語を用いた音読実験により，一貫語，典型語，非典型語の順に音読潜時が延長し誤読率が増加するという一貫性効果**註2**が認められている[8]．なお，仮名は読み方がほぼ1つしかないため，特殊な例を除けば仮名語は規則語（あるいは一貫語）と見なせる．

❸ 心像性効果

　心像性とは単語の意味に関する属性であり，単語から心理的イメージ

註2　一貫性効果
同じ規則語でも，_ADEのように読み方が一通りしかない綴りをもつMADE, FADE, WADE, JADEなどは一貫規則語と呼ばれる（_ADEは例外なく/eid/と読まれる）．一方，_EATのように読み方が複数ある綴りをもつMEATなどの規則語は非一貫規則語と呼ばれる（同じ_EATが，HEATでは/i:t/，GREATでは/eit/，SWEATでは/et/と読まれる）．一貫性効果とは一貫規則語のほうが非一貫規則語より音読成績がよい現象をいう[9]．

（形，音，匂い，味など）を想起する際の容易さの程度を指す．心像性の高い語（具象語，例：APPLE）のほうが，低い語（抽象語，例：ANSWER）より音読成績のよい現象を心像性効果と呼び，一般には低頻度例外語で観察される[10, 11]．

❹ 語彙性効果，同音擬似語効果

　語彙性効果とは，意味のある単語（例：HAVE）のほうが，無意味な文字列である非語（例：MAVE）より音読成績がよい現象を指す．また，同じ非語でも，文字形態は見なれないが，音韻形態は聞き慣れた単語であるものを同音擬似語（例：BRANE：/brein/はBRAINの同音擬似語）と呼ぶ．同音擬似語効果とは，同音擬似語のほうが，文字形態も音韻形態も非語である非同音非語（例：FRANE）より音読成績がよい現象をいう[12]．日本語の場合では，漢字の当て字〔例：炎撃（演劇），製俊（青春）〕や非通常表記で書かれたもの〔例：セイコウ（成功），らじお（ラジオ）〕を同音擬似語と考えることができる[13]．

　他に，隣接語[註3]数，文字数，獲得年齢などの語彙属性も読みのパフォーマンスに影響を与えることが知られている．

2. 理論的枠組みとしてのモデル

❶ 二重経路モデル

　こうした語彙属性の効果は，どのように説明・解釈したらよいのだろうか？　ここでは，認知神経心理学において，現在非常に影響力のある二重経路モデル（dual-route model）[14, 15]と呼ばれる読みの理論的枠組みを紹介する（図1）．先に述べたように，英語では綴りの読み方に規則があり，この規則を適用すれば，英語話者はHINTといった規則語のみならず，かつて一度も見たことがないSLINTなどの実在しない非語も読

註3　隣接語
単語の一部を入れ替えてできる別の語のこと．例えば，「テスト」の隣接語として「ラスト」「コスト」などがある．隣接語数とは，音素やモーラ，文字を入れ替えることにより，隣接語がいくつできるかを指す．

Chapter 2 各種神経心理症状の認知神経心理学的分析

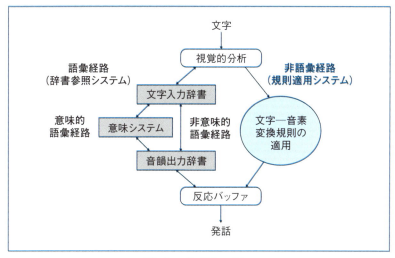

図1 ▶ 二重経路モデル

(Coltheart M : Lexical access in simple reading tasks. In : Strategies of information processing (ed G Underwood). Academic Press, San Diego, CA, pp.151-216, 1978. [14] とColtheart M, Rastle K, Perry C, et al. : DRC : A Dual Route Cascaded model of visual word recognition and reading aloud. Psychol Rev 108：204-256, 2001. [15] をもとに作成)

むことができる。一方，規則に従わないPINTやYACHTなどの例外語は規則を適用しても正しく読めないため，それぞれの単語に対応した読み方が記述されている辞書のようなものが必要となる。二重経路モデルの基本的な考え方は，①文字からそれに対応する音韻への変換規則を系列的に適用する「規則適用システム」と，②心内辞書に蓄えられている単語の音韻を並列的に参照する「辞書参照システム」の2つのシステムを用いて，文字列から音韻列へ変換し音読するというものである。

　このモデルでは，CATのような文字列が入力されると，まず視覚的分析により各文字に対して特徴抽出が行われ，1文字目がC，2文字目がA，3文字目がTと同定される。その後，処理経路は，規則適用システムである非語彙経路と辞書参照システムである語彙経路の2つに分かれる。図1の右側の非語彙経路では，入力された文字列の各文字に対して，文字と音素の変換規則が適用され，各文字の読み方が経時的に出力される（C→/k/，A→/æ/，T→/t/）。非語彙経路は，規則語や発音可能な非

語を処理できるが，例外語に対しては誤った読み方を出力してしまう。

図1の左側の語彙経路では，まず，それぞれの単語の綴りの情報が入った文字入力辞書を用いて視覚的な単語認知が行われ，入力された文字列が辞書内にあるどの単語と一致するかが判断される。その後，単語に対応する意味が入った意味システムと，単語の読み方である音韻が入った音韻出力辞書を介して/kæt/という読み方が出力される。語彙経路は単語を正しく処理できるが，非語を正しく処理することはできない。さらに語彙経路は，綴りから意味を経由して読みを検索する意味的語彙経路と，意味を経由せず，綴りから直接音韻を検索する非意味的語彙経路に分けられる。そして語彙経路と非語彙経路からの出力を統合して，最終的に，/kæt/という音韻列が出力される。

❷ 健常成人の音読特徴の解釈[註4]

まず，語彙経路と非語彙経路では処理効率が異なり，文字列全体を音韻列へと変換する語彙経路のほうが，1文字ずつ音韻に変換する非語彙経路より処理効率が高いと考えれば，語彙性効果が説明できる。また，語彙経路におけるそれぞれの辞書にエントリーされている単語は，出現頻度（あるいは親密度）や心像性の程度に応じて活性化のしやすさが異なると仮定すれば，出現頻度（あるいは親密度）効果や心像性効果を説明できる。さらに，規則語は語彙経路と非語彙経路からの出力結果が一致するが，例外語は両経路からの出力が食い違うために矛盾が生じ，その解消に時間がかかると考えれば，規則性効果が説明可能である。ほかにもモデルから，音韻出力辞書内にエントリーがある同音擬似語の優位性により同音擬似語効果が現れ，語彙経路内において類似性の程度に応じて単語が活性化することにより隣接語効果が生じ，非語彙経路におけ

> **註4 二重経路モデルの日本語への適用**
> わが国における単語属性効果に関するさまざまな実験結果[11, 13, 16)]から，このモデルがアルファベットとは全く異なる文字体系をもつ日本語にも適用可能であることが明らかになっている。従来，日本語では，漢字と仮名が異なる処理を受けるという特殊なモデルが想定されてきたが，近年の実験結果は，英語話者と日本語話者の語彙処理過程に決定的な違いはないことを示しており，同じモデルで両言語におけるさまざまな語彙処理の結果を説明することができる。

3. モデルに基づく読みの障害の分析

以下では,表層失読,音韻失読,深層失読の3つの失読を取り上げ,その発現メカニズムを二重経路モデルにより検討する。

❶ 表層失読

表層失読(surface dyslexia)[17,18]は,例外語の読みに障害を示す失読症状であり,規則語や発音可能な非語(例:RINT)の読みは保たれる。読み誤りはBROAD(読みは/brɔːd/)を/broud/と読むように,ある単語のなかの文字列に対し,他の単語での読みを誤って適用するLARCエラー(legitimate alternative reading of components error)[19]が多く,そのほとんどは例外語(例:PINT)を規則化して読む(/paint/→/pint/)規則化錯読である。しかし,例外語であっても,高頻度語であれば障害は軽度である。

日本語の表層失読症状としては,語義失語[20]における漢字語の読みの障害が古くから知られている。これに対し,Pattersonら[19]は単なる漢字語の障害という捉え方では説明できない流暢型進行性失語症例を報告した。この症例は,仮名文字列であれば単語,非語とも音読できた。一方,漢字語では,①典型語の成績はよい,②読み誤りは主に非典型語のLARCエラーであり,訓読みが正解の文字を音読みしてしまう(例:「毛糸」→/mousi/),③典型語でもLARCエラーが生じ,音読みが正解である文字に訓読み,あるいは別の音読みを適用する(例:「車輪」→/kurumawa/),④高頻度の非典型語でも読み誤りが生じるが,その比率は低頻度語の半分であった。つまり,同じ漢字語でも一貫語あるいは典型語の読みは比較的良好なのに,非典型語のみが強く障害されていた。このように,日本語話者の表層失読では,漢字語のなかでも特に低頻度非典型語の音読に強い障害が出現する。

二重経路モデルは,規則語(例:HINT)に対し,語彙経路と非語彙経路の両経路から正しい読み(/hint/)を出力する。しかし,例外語(例:

PINT）では語彙経路からの出力は正しいものの（/paint/），非語彙経路からの出力はLARCエラー（/pint/）となる。このため，非語彙経路が保たれたまま語彙経路が損傷されるとLARCエラーが出現し，表層失読が発現すると考えられる[註5]。この損傷は，特に低頻度語の処理を困難にするが，非語（例：NINT）は非語彙経路で処理されるため，妥当な読み（/nint/）を出力する。

日本語の場合でも，同様のメカニズムにより表層失読を説明することができる。損傷された語彙経路からは，漢字語・仮名語とも正しい音韻を出力することができない。障害のない非語彙経路では，漢字の一貫語や典型語，仮名語，非語を処理することはできるが，漢字の非典型語に正しい音を割り振ることはできず，結果として，非典型語（特に低頻度非典型語）の読みが強く障害され，LARCエラーを頻発することになる。

❷ 音韻失読

音韻失読（phonological dyslexia）[21,22]は，単語であれば規則語・例外語に関係なく読むことができるが，非語の読みに困難を示す。ただし非語を全く読むことのできない症例は稀であり，また単語の読みにも，機能語や複雑な形態素をもつ語が読めないなど，いろいろな障害が現れるのが常である。読み誤りは，NINTを/mint/（MINT）と読むように語彙化錯読を頻発し，さらに同音擬似語効果を呈する。

わが国の音韻失読例[23,24]では，漢字・仮名にかかわらず単語の音読は良好で，仮名1文字の音読も比較的保たれるが，仮名非語の音読に障害を示すという報告が多い。一方，伏見ら[25]は，Patternsonら[19]の音韻

註5　語彙経路の障害パターン

語彙経路の障害には，いくつかのパターンが考えられる。例えば，語彙経路の入口になっている文字入力辞書が壊れていれば，そもそも意味的語彙経路も非意味的語彙経路も働かない。この場合，文字入力辞書より先に問題はないため，聴理解は正常で，規則化して読んだ読みに基づいて単語を理解し，喚語障害もないことが予想される。また，意味的語彙経路と非意味的語彙経路の複合損傷でも例外語を読むことができなくなる。この場合，意味的語彙経路の損傷箇所に依存して症状が変わることが予想される。意味システムが正常なら聴理解は保たれるが，意味システム以降の経路が障害されていれば喚語障害が出る。しかし，意味システム自体が障害されていれば，聴理解にも喚語にも障害が現れることになる。

失読例において，漢字の同音擬似語（例：「応演」「争脱」）の成績は比較的保たれるものの，非同音非語（例：「応躍」「争選」）をほとんど読むことができないことを見出した。このことから，日本語話者の音韻失読は表記に依存しない非語の音読障害であることがわかる。

　二重経路モデルにおける語彙経路は，規則語，例外語とも単語なら処理できるが，非語を処理できない。一方，非語彙経路は，規則語と音読可能な非語なら処理できるが，例外語を処理できない。したがって，語彙経路は保たれながら非語彙経路が損傷されると，単語なら読めるが，非語の音読に障害を示す音韻失読が出現すると考えられる[註6]。そして，語彙経路に頼って非語を読もうとした結果，似通った単語の読みを当てはめて読んでしまう語彙化錯読が起こる。さらに，音韻失読では，心像性の高い語に比べて，心像性の低い語の成績が低下する心像性効果が認められる場合がある。同じ非語でも同音擬似語の成績がよいのは，損傷された非語彙経路からの出力が不完全でも，反応バッファと音韻出力辞書との相互作用により補強される場合があるためである。

　日本語の場合も，語彙経路では単語であれば漢字語・仮名語の区別なく処理できるので，単語の音読に障害は生じない。しかし，非語彙経路に損傷があれば，漢字・仮名とも非語が読めなくなる。同音擬似語の成績がよいのは，英語の場合と同様，反応バッファの内容が，音韻出力辞書との相互作用により修復されるからと考えられる。

❸ 深層失読

　非語が読めないもう1つの失読症に深層失読がある（deep dyslexia）[26〜28]。音韻失読と異なり，深層失読では単語の音読にも意味性錯読と呼ばれる特徴的な読み誤り（例：ACT→PLAY）を示す。ほかにも視覚性錯読（例：

> **註6　非語彙経路の障害パターン**
> 非語彙経路の障害も，いくつかのパターンが考えられる。例えば，文字列を1文字1文字に分解することが困難な場合，あるいは，文字から音素（日本語の場合は文字から拍）への変換規則を適用できない場合，さらには，音に変換したあと，それぞれの音を結合して1つの音韻列に統合できない場合も考えられる。これらのうち，どれか1つでも当てはまれば非語彙経路が機能せず，非語の音読ができなくなることが想定される。

LIFE→WIFE）や，SHIRTをSKIRTと読むように視覚性錯読と意味性錯読の混合型の錯読，SYMPATHYをORCHESTRAと読むように，まず視覚性錯読（SYMPATHY→SYMPHONY）が生じ，次に意味性錯読（SYMPHONY→ORCHESTRA）が継続して起こったと考えられる視覚性錯読後の意味性錯読などを呈する．

　加えて深層失読では，単語の意味に関する属性が読みに影響を与える．これには心像性効果に加え，CLASSIFYをCLASS，CHILDをCHILDRENと読み間違える派生語の誤りや，前置詞や接続詞といった機能語を読むことが困難，あるいは名詞に比べて動詞や形容詞が読みにくいといった品詞効果などがある（ただし，品詞効果は心像性の影響である可能性を考慮する必要がある）．音韻失読との鑑別は意味性錯読の有無でなされるが，非語の音読成績は音韻失読より悪く，ほぼ音読不能である症例が多い．

　わが国の深層失読例も，英語圏の症例と基本的に同様の症状を示す[29,30]．まず非語に関しては，仮名非語（あるいは仮名1文字）のみならず，漢字非語の成績が極端に悪い症例が報告されており[31]，表記にかかわらず非語の読みが非常に困難であることがわかる．一方，単語の読みの障害は，漢字語より仮名語で顕著に現れるという報告が多い．ただし，これらのなかには，仮名語が非通常表記（例：「つくえ」「てれび」）で提示されていたり，漢字語より仮名語で文字数の多い検査語が使われていることがあり，表記間の成績差には注意を払う必要がある．漢字単語の音読では，「山」→「森」，「紅茶」→「コーヒー」などの意味性錯読が，仮名単語の音読では，「つもり」→「つまり」，「くらい」→「つらい」などの視覚性錯読が多く認められる（ただし仮名語では，多くの場合，視覚性錯読か音韻性錯読かの区別は困難である）．さらに，英語の場合と同様に，具象語より抽象語のほうが成績の悪い心像性効果や，名詞に比べて動詞や形容詞の成績の悪い品詞効果が現れる．

　このように，深層失読の症状は多彩であり，二重経路モデルでは以下のような複数の損傷箇所が想定される．まず，非語がほとんど読めないことから，非語彙経路の障害が重篤であることが予想される．また，単

語の成績も悪いため,非意味的語彙経路もかなりの障害を負っていることになり,読みは必然的に意味的語彙経路に依存することになる。さらに意味的語彙経路では,文字入力辞書から意味システムへのアクセス(視覚性錯読が低心像語で多く,その誤りに気がつかない)と,意味システムから音韻出力辞書へのアクセス(意味性錯読は中程度の心像性をもつ語で頻繁に現れ,その誤りに気づくことが多い)に問題のあることが指摘されている[32]。ただし,心像性が高い語の場合は,意味システムへのアクセスが容易で,意味システムからの出力も強いために,正しく音読ができるのだろうと推測できる。いずれにしても,深層失読は,「非語彙経路と非意味的語彙経路の重篤な損傷によって,不完全な意味的語彙経路の機能が露呈」[32]した結果と考えられる[註7]。

4. 計算論的認知神経心理学からの提言

❶ シミュレーションという研究手法

これまで述べてきた古典的な認知神経心理学的アプローチに対し,近年,コンピュータ・シミュレーションによる読みの研究が盛んに行われるようになってきた。シミュレーションという研究手法では,まず,特定の認知機能に関する研究者の理論的な主張を反映したモデルをソフトウェアの形で構築する。そして,人間を対象とした実験に代わり,モデルを実際にコンピュータ上で動かして,そのふるまいを観察する。構築したモデルがどのくらい人間の行動を再現できるかを定量的に検証し,なぜモデルは人間と同様のふるまいができるのかを検討することを通して,対象とした認知機能の計算原理を明らかにするのが,シミュレーショ

> **註7 深層失読と音韻失読の連続性**
> 深層失読と音韻失読の両失読で音韻操作課題の成績が低い[33],深層失読症状が改善して音韻失読に移行した例が存在する[34]といった報告から,両失読の間に共通の障害基盤を想定する考え方もある。この説によれば,両失読は共に,二重経路モデルにおける音韻出力辞書や反応バッファといった音韻機能に障害があり,その重症度の違いによって,重度なら深層失読が現れ,音韻機能が改善して軽度になると音韻失読の症状だけが残るとされる。

ン研究の基本的な戦略である。

　さらに，モデルはソフトウェアの形で構築されているため，その一部を簡単に破壊することが可能である。シミュレーション研究による損傷実験は，脳損傷により障害された人間の症状と損傷モデルのふるまいとを定量的に比較・検討することを可能にする。このように，計算論的モデルによるシミュレーションという研究手法は，認知システムの構造を理解するうえで，非常に有用なアプローチである。

❷ コネクショニスト・アプローチ

　計算論的アプローチに基づく読みのモデルは，大きく2つに分けられる。1つは，先の二重経路モデルをコンピュータ上にソフトウェアの形で実装したdual-route cascaded model（DRCモデル）[15]である。DRCモデルは，音読課題や語彙判断課題で健常成人がみせるさまざまな語彙属性効果や，表層失読や音韻失読における読み誤り症状など多くの現象を再現可能であり，非常に説明力の強いモデルとなっている。

　もう1つは，1980年代後半から研究が盛んになってきたコネクショニスト・アプローチ[註8]によるモデルである。Seidenbergら[35]は，文字，音韻，意味レベルの各表象が双方向的に並列計算される過程により，単語の音読や理解が成立すると考えた。この語彙処理に関する考え方の枠組みは，その形状からトライアングル・モデルと呼ばれる（図2）。トライアングル・モデルにおいて音読とは，「文字表象を音韻表象へ変換する計算過程」と考えることができる。モデルの文字表象に単語が入力されると，ユニット間の相互作用により，入力に対応する音韻表象が出力される。この計算には，①文字表象から音韻表象を直接計算する過程（音

註8　コネクショニスト・アプローチ
脳の情報処理様式で動作するシステムを用いて人間の認知の仕組みを理解しようとする研究手法をコネクショニスト・アプローチと呼ぶ。コネクショニスト・アプローチでは，ニューラル・ネットワーク技術を用い，脳の動作原理の理解に基づいたアーキテクチャをもつシステムをコンピュータ上に構築し，神経細胞と同じような動きをする多数の処理ユニットの結合による相互作用で情報が処理される様子を観察することにより，人間の認知の仕組みを理解しようとする。この際に用いられる脳型情報処理システムをコネクショニスト・モデルと呼ぶ[16,36,37]。

Chapter 2 各種神経心理症状の認知神経心理学的分析

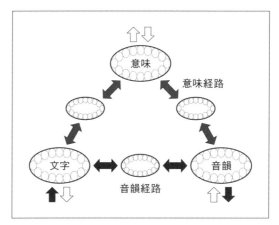

図2 ▶ トライアングル・モデル

楕円内の小さな○印はユニット,楕円はユニットの集合,名前のついた楕円は文字,意味,音韻レベルの各表象を表す。名前のない小さめの楕円は,隠れユニット(主にシステムの処理性能を向上させるために用いられる)が集まったもの(中間層)である。

(Seidenberg MS, McClelland JL : A distributed, developmental model of word recognition and naming. Psychol Rev, 96 : 523-568, 1989. [35]) と Plaut DC, McClelland JL, Seidenberg MS, et al. : Understanding normal and impaired word reading : computational principles in quasi-regular domains. Psychol Rev, 103 : 56-115, 1996. [38]) をもとに作成)

韻経路),②文字表象から意味表象を計算し,そこから音韻表象を計算する過程(意味経路),さらに③文字表象から音韻表象を計算し,そこから意味表象を計算した後に音韻表象を再帰的に計算する過程などが関与する。

　トライアングル・モデルは,DRCモデルと同様,健常成人の音読時に認められる多種多様な現象のみならず,失読症例の呈するさまざまな症状の発現機序をよく説明してきた[35, 38, 39]。しかし,トライアングル・モデルは,その処理様式や構造がDRCモデルと全く異なる。DRCモデルの基本的な考え方は,辞書の参照と規則の適用によって文字列を音韻列に変換するというものだったが,トライアングル・モデルに辞書のようなものはなく,規則は読みを学習する際に用いられるコーパスの統計的な性質から獲得される。また,DRCモデルでは,文字から音韻に至る経路は,意味的語彙経路,非意味的語彙経路,非語彙経路の3つがあり,各経路で正しく処理できる文字列は決まっていた。一方,トライアング

ル・モデルにおける文字から音韻に至る経路は，三角形の底辺に相当する文字から音韻を直接計算する音韻経路と，文字から意味を介して音韻を計算する意味経路の2つしかない。そしてDRCモデルと異なり，トライアングル・モデルでは，規則語も例外語も非語も，文字列はこの2つの経路を使って同じように処理される。

このように，古典的な認知神経心理学的アプローチの流れを汲むDRCモデルと，コネクショニスト・アプローチによるトライアングル・モデルでは，多くの点（処理経路の数，処理の様式，規則の考え方，辞書の概念，単語の表現など）で考え方が異なる。以下に，コネクショニスト・アプローチが，従来の認知神経心理学的な考え方に突きつけた重要な問題を紹介する。

❸ 機能的二重乖離の再考

最初の問題は，古典的な認知神経心理学において非常に重視されている機能的二重乖離に関するものである。例えば，先の表層失読と音韻失読は，不規則語の読みと非語の読みという2つの機能の二重乖離例とみなすことができ，語彙経路と非語彙経路の処理が独立した機能単位として存在することを示す格好のエビデンスとなっている。つまり，二重経路モデルにおいて，表層失読は語彙経路の障害，音韻失読は非語彙経路の障害により発現すると解釈される。

一方，トライアングル・モデルにおける両失読の捉え方は全く異なり，各失読症状と共起している他の症状に着目した説明を行う。つまり，両失読症状の発現機序を読みに特化した機能の障害とは考えず，言語における意味機能や音韻機能と共通した基盤をもつ処理過程の障害とみなす。トライアングル・モデルにおいて，表層失読の発現には意味記憶障害[40, 41]が，音韻失読の発現には音韻の障害[42, 43]がそれぞれ重視されており，シミュレーション実験によって各失読症状が再現されている[註9, 10]。

この結果は，二重乖離によって特定の読みの機能モジュールが独立に損傷を受けているようにみえる場合でも，必ずしも独立したモジュールを想定する必要がないことを意味する。コネクショニスト・アプローチは，二重乖離からモジュールの存在を推定するという認知神経心理学の

目標を否定するものではないが，二重乖離が唯一無二の説明原理ではないということを教えてくれる。

❹ ケースシリーズ研究の重要性

2つ目の問題は，乖離例の解釈に関するものである。先にも述べたように，コネクショニスト・モデルでは，表層失読は意味の障害により引き起こされると考えるが，二重経路モデルやDRCモデルでは，意味の障害は表層失読の発現に関係がないとみなす。その根拠は，やはり乖離例の存在であり，意味障害があるにもかかわらず，表層失読を生じない症例が報告されている[44〜47]。また，意味障害がないのに，表層失読を呈する症例の報告もある[48]。古典的な認知神経心理学的アプローチでは，乖離例を非常に重視するため，こうした乖離例が存在すれば，意味障害は表層失読の発現に関係がないということになる[註11]。

ところが，意味に障害をもつ症例を集めたケース・シリーズ研究から，意味に障害をもつ症例の大半に表層失読の症状が認められることが明ら

註9　表層失読の発現メカニズム

トライアングル・モデルでは表層失読の発現機序として意味記憶障害を重視する。モデルの音韻経路では，規則語も不規則語も処理されるが，文字と音との対応が単純な規則語の音読の学習が速く，処理効率も高くなる。また，音韻を計算する際には，意味経路からの処理も加わるが，この処理は学習の初期にはあまり影響を与えず，学習が進むにつれて影響が強くなると仮定される。すると，規則語は意味経路からの影響をあまり受けることなく音読の学習が終わるが，不規則語は音韻経路の学習が遅いため，意味からの影響を大きく受けながら学習が進んでいくことになる。こうした音韻経路と意味経路の分業（division of labor）によって学習が終了したモデルの意味に損傷を加えると，高頻度語や規則語の音読には影響があまり現れないが，特に低頻度不規則語の音読の成績が悪くなるという表層失読の症状が現れることになる。この結果はシミュレーション実験で確認されている[38,49〜51]。

註10　音韻失読の発現メカニズム

トライアングル・モデルでは，音韻失読の発現機序として音韻の障害に注目する。モデルの音韻経路では，単語の音読は学習されるが，非語は学習されず，学習した単語からの類推で音読することになる。さらに，単語は意味経路からの助けを得て音韻を計算することができるが，非語は意味をもたないので，この助けがない。この時，音韻が障害を受けると，その影響を最も受けるのは非語である。これがトライアングル・モデルにおける音韻失読の基本的な障害メカニズムであり，シミュレーション実験によって再現されている[49,52,53]。

かとなった[40, 41]。また，意味の障害の重症度と，表層失読で読むことのできない低頻度例外語の音読成績が相関するという結果が得られている[51]。さらに，症状が軽い場合には意味障害と表層失読が乖離しているようにみえる症例でも，症状が重篤になってくると両障害が共に現れてくるという報告もある[51]。これらはいずれも，古典的な認知神経心理学的アプローチでの単一症例研究からはわからなかった結果であり，ケース・シリーズ研究の重要性を示している。先のトライアングル・モデルによる表層失読のシミュレーションは，これらの結果が背景にある。

❺ 解剖学的な制約の利用

　最後の問題は，認知神経心理学と脳研究の関係についてである。認知神経心理学者，特にultra-cognitive-neuropsychologistと呼ばれている人たちは，認知神経心理学を認知心理学の一部と捉えている。認知心理学の目的は，人がさまざまな認知活動を行うために使っているこころの情報処理システムについて深く知ることであって，その認知活動の遂行の基盤となっている脳を研究することではない。したがって，ある認知機能を実現していると仮定される機能的なモジュールが，脳のなかに解剖学的なモジュールとして見つからなくても構わない。なぜなら，この2つは全く独立した概念と考えているからである[54]。この意味で，脳機能イメージングの結果は，認知モデルを制約するものではないとみなされる。

　一方，コネクショニスト・アプローチでは，認知メカニズムの脳内基盤を非常に重視する。確かに初期のコネクショニスト・モデルは，並列

註11　個人差の考慮

コネクショニスト・アプローチにおいて，これらの乖離例をどのように説明すればよいのだろうか？　その1つのアイデアは，音韻表象を計算している2つの経路の発達が，人によって異なるというものである[55, 56]。例えば，学歴が高く，普段から本をよく読む習慣のあった人は，音韻経路が非常に発達している可能性が高く，意味経路からの助けをあまり受けることなく音読するようになるだろう。この場合，意味の損傷による影響を受けにくくなるため，意味に障害を負っても表層失読症状を呈さないことになる。このように，乖離例が存在したとしても，必ずしも特別なモジュール構造を想定する必要のないことをコネクショニスト・アプローチは示唆している。

分散処理という脳と同じ動作様式で動いてはいるが，それらはあくまで機能モデルであって，モデルのそれぞれのコンポーネントが脳の特定の部位と対応しているというものではなかった。しかし近年では，モデルを構築するにあたり，脳の解剖学的な構造を制約として積極的に利用するものが増えている[53, 57, 58]。また，トライアングル・モデルの脳へのマッピングを行った研究も存在する[59]。このように現在のコネクショニスト・モデルは，神経科学の知見と心理学の知見とを結びつけて統合するという役割を担うものとして期待されている。

5. まとめ

1970年代から，認知心理学における情報処理的アプローチと結びついて成果を上げてきた認知神経心理学は，50年以上たった今でも活発な研究領域であり続けている。読みの研究は常にその中心にあり，現在では神経科学や計算機科学と結びついた新しい理論や方法論が次々と提案され，それらは，正常な認知システムの構造の理解，および障害の発現メカニズムの解明に貢献している。この研究領域における今後のさらなる発展が期待される。

Reference

1) Coltheart M : Cognitive neuropsychology and the study of reading. In : Attention and Performance XI (eds Posner MI, Marin OSM). Laurence Erlbaum Associates, Hillsdale, N.J., pp.3-37, 1985.
2) Caramazza A : The logic of neuropsychological research and the problem of patient classification in aphasia. Brain Lang, 21 : 9-20, 1984.
3) Caramazza A : On drawing inferences about the structure of normal cognitive systems from the analysis of patterns of impaired performance : the case for single-patient studies. Brain Lang, 5 : 41-66, 1986.
4) Coltheart M : Assumptions and methods in cognitive neuropsychology. In : The Handbook of Cognitive Neuropsychology : What deficits reveal about the human mind (ed Rapp B). Psychology Press, New York, pp.3-21, 2001.
5) Paap KR, McDonald JE, Schvaneveldt RW, et al. : Frequency and pronounceability in visually presented naming and lexical decision tasks. In : Attention and

performance XII : The psychology of reading (ed Coltheart M). Lawrence Erlbaum Associates, Hillsdale, N.J., pp. 221-243, 1987.

6) Hino Y, Lupker SJ : The effects of word frequency for Japanese Kana and Kanji words in naming and lexical decision : Can the dual-route model save the lexical-selection account? J Exp Psychol Hum Percept Perform, 24 : 1431-1453, 1998.

7) Taraban R, McClelland JL : Conspiracy effects in word pronunciation. J Mem Lang, 26 : 608-631, 1987.

8) Fushimi T, Ijuin M, Patterson K, et al. : Consistency, frequency, and lexicality effects in naming Japanese Kanji. J Exp Psychol Hum Percept Perform, 25 : 382-407, 1999.

9) Glushko RJ : The organization and activation of orthographic knowledge in reading aloud. J Exp Psychol Hum Percept Perform, 5 : 674-691, 1979.

10) Strain E, Patterson K, Seidenberg MS : Semantic effects in single-word naming. J Exp Psychol Learn Mem Cogn, 21 : 1140-1154, 1995.

11) 伏見貴夫, 伊集院睦雄, 佐久間尚子, ほか : 漢字熟語の音読における親密度・一貫性・心像性効果. 日本心理学会発表論文集, 62 : 712, 1998.

12) McCann RS, Besner D : Reading pseudohomophones : Implications for models of pronunciation assembly and the locus of word-frequency effects in naming. J Exp Psychol Hum Percept Perform, 13 : 14-24, 1987.

13) 伏見貴夫, 伊集院睦雄, 佐久間尚子, ほか : 漢字非語の音読における同音擬似語 (Pseudohomophone) 効果. 日本心理学会発表論文集, 65 : 212, 2001.

14) Coltheart M : Lexical access in simple reading tasks. In : Strategies of Information Processing (ed Underwood G). Academic Press, San Diego, pp.151-216, 1978.

15) Coltheart M, Rastle K, Perry C, et al. : DRC : a dual route cascaded model of visual word recognition and reading aloud. Psychol Rev, 108 : 204-256, 2001.

16) 伊集院睦雄 : コネクショニスト・アプローチ. 神経心理学, 34 : 218-226, 2018.

17) Marshall JC, Newcombe F : Patterns of paralexia : a psycholinguistic approach. J Psycholinguist Res, 2 : 175-199, 1973.

18) Patterson K, Marshall JC, Coltheart M (eds) : Surface Dyslexia : Neuropsychological and Cognitive Studies of Phonological Reading. Lawrence Erlbaum Associates, London, 1985.

19) Patterson K, Suzuki T, Wydell TN, et al. : Progressive aphasia and surface alexia in Japanese. Neurocase, 1 : 155-165, 1995.

20) 井村恒郎 : 失語ー日本語に於ける特性ー. 精神経誌, 47 : 196-218, 1943.

21) Beauvois MF, Dérouesné J : Phonological alexia : three dissociations. J Neurol Neurosurg Psychiatry, 42 : 1115-1124, 1979.

22) Dérouesné J, Beauvois MF : The "phonemic" stage in the non-lexical reading process : evidence from a case of phonological alexia. In : Surface Dyslexia : Neu-

ropsychological and Cognitive Studies of Phonological Reading (eds Patterson K, Marshall JC, Coltheart M). Lawrence Erlbaum Associates, London, pp.399-457, 1985.
23) Sasanuma S, Ito H, Patterson K, et al. : Phonological alexia in Japanese : a case study. Cogn Neuropsychol, 13 : 823-848, 1996.
24) Patterson K, Suzuki T, Wydell TN : Interpreting a case of Japanese phonological alexia : the key is in phonology. Cogn Neuropsychol, 13 : 803-822, 1996.
25) 伏見貴夫, 伊集院睦雄, 辰巳　格：漢字・仮名で書かれた単語・非語の音読に関するトライアングル・モデル (1). 失語症研究, 20 : 115-126, 2000.
26) Marshall JC, Newcombe F : Syntactic and semantic errors in paralexia. Neuropsychologia, 4 : 169-176, 1966.
27) Coltheart M, Patterson K, Marshall JC (eds) : Deep Dyslexia. Routledge & Kegan Paul, London, 1980.
28) 辰巳　格, 渡辺眞澄：Marshall & Newcombe (1966, 1973) の深層失読例. 脳神経内科, 93 : 184-194, 2020.
29) Sasanuma S : Acquired dyslexia in Japanese : clinical features and underlying mechanisms. In : Deep Dyslexia (eds Coltheart M, Patterson K, Marshall JC). Routledge & Kegan Paul, London, pp. 48-90, 1980.
30) Sasanuma S : Universal and language-specific symptomatology and treatment of aphasia. Folia Phoniatr (Basel), 38 : 121-175, 1986.
31) Sato H, Patterson K, Fushimi T, et al. : Deep dyslexia for Kanji and phonological dyslexia for Kana : different manifestations from a common source. Neurocase, 14 : 508-524, 2008.
32) 伏見貴夫, 辰巳 格：音韻機能の障害. 言語コミュニケーション障害の新しい視点と介入理論 (笹沼澄子, 編, 辰巳　格, 編集協力). 医学書院, 東京, pp. 95-130, 2005.
33) Patterson K, Ralph MA : Selective disorders of reading? Curr Opin Neurobiol, 9 : 235-239, 1999.
34) Friedman RB : Recovery from deep alexia to phonological alexia : points on a continuum. Brain Lang, 52 : 114-128, 1996.
35) Seidenberg MS, McClelland JL : A distributed, developmental model of word recognition and naming. Psychol Rev, 96 : 523-568, 1989.
36) Rumelhart DE : The architecture of mind : a connectionist approach. In : Foundations of Cognitive Science (eds Posner MJ). MIT Press, Cambridge, pp.133-159, 1989.〔麻生英樹 (訳)：心のアーキテクチャ：コネクショニスト・アプローチ. 認知科学の基礎1 (マイケル・I・ポズナー, 編：佐伯　胖, 土屋　俊, 監訳). 産業図書, 東京, pp.173-206, 1991.〕
37) 伊集院睦雄：コネクショニスト・モデルと認知心理学. 最新認知心理学への招待 [改訂版] 一心の働きとしくみを探る一 (御領　謙, 菊地　正, 江草浩幸, ほか, 共

著)．サイエンス社，東京，pp. 253-286, 2016.
38) Plaut DC, McClelland JL, Seidenberg MS, et al. : Understanding normal and impaired word reading : computational principles in quasi-regular domains. Psychol Rev, 103 : 56-115, 1996.
39) 伊集院睦雄：単語の読み書き障害への認知神経心理学的アプローチ．言語コミュニケーション障害の新しい視点と介入理論（笹沼澄子，編，辰巳　格，編集協力）．医学書院，東京，pp. 131-156, 2005.
40) Patterson K, Hodges JR : Deterioration of word meaning : implications for reading. Neuropsychologia, 30 : 1025-1040, 1992.
41) Patterson K, Lambon Ralph MA, Jefferies E, et al. : "Presemantic" cognition in semantic dementia : six deficits in search of an explanation. J Cogn Neurosci, 18 : 169-183, 2006.
42) Coltheart M : Phonological dyslexia : past and future issues. Cogn Neuropsychol, 13 : 749-762, 1996.
43) Crisp J, Lambon Ralph MA : Unlocking the nature of the phonological-deep dyslexia continuum : the keys to reading aloud are in phonology and semantics. J Cogn Neurosci, 18 : 348-362, 2006.
44) Cipolotti L, Warrington, EK : Semantic memory and reading abilities : a case report. J Int Neuropsychol Soc, 1 : 104-110,1995.
45) Lambon Ralph MA, Ellis AW, Franklin S : Semantic loss without surface dyslexia. Neurocase, 1 : 363-369, 1995.
46) Gerhand S : Routes to reading : a report of a non-semantic reader with equivalent performance on regular and exception words. Neuropsychologia, 39 : 1473-1484, 2001.
47) Blazely AM, Coltheart M, Casey BJ : Semantic impairment with and without surface dyslexia : implications for models of reading. Cogn Neuropsychol, 22 : 695-717, 2005.
48) Weekes B, Coltheart M : Surface dyslexia and surface dysgraphia : treatment studies and their theoretical implications. Cogn Neuropsychol, 13 : 277-315, 1996.
49) Ijuin M, Fushimi T, Patterson K, et al. : A connectionist approach to naming disorders of Japanese in dyslexic patients. Proceedings of the 6th. International Conference on Spoken Language Processing (ICSLP2000), Ⅱ : pp.32-37, 2000.
50) 伊集院睦雄，伏見貴夫，辰巳　格：日本語における表層性失読の発現メカニズム－シミュレーション研究による検討－．神経心理学, 18 : 101-110, 2002.
51) Woollams AM, Lambon Ralph MA, Plaut DC, et al. : SD-squared : on the association between semantic dementia and surface dyslexia. Psychol Rev, 114 : 316-339, 2007.
52) Harm MW, Seidenberg MS : Phonology, reading acquisition, and dyslexia :

Insights from connectionist models. Psychol Rev, 106 : 491-528, 1999.
53) Welbourne SR, Lambon Ralph MA : Using parallel distributed processing models to simulate phonological dyslexia : the key role of plasticity-related recovery. J Cogn Neurosci, 19 : 1125-1139, 2007.
54) Coltheart M : Cognitive Neuropsychology. In : Stevens' Handbook of Experimental Psychology : Methodology in Experimental Psychology (ed Pashler H, Wixted J). John Wiley & Sons, NewYork, pp.139-174, 2002.
55) Plaut DC : Structure and function in the lexical system : insights from distributed models of word reading and lexical decision. Lan Cogn Processe, 12 : 765-806, 1997.
56) Dilkina K, McClelland JL, Plaut DC : A single-system account of semantic and lexical deficits in five semantic dementia patients. Cogn Neuropsychol, 25 : 136-164, 2008.
57) Welbourne SR, Woollams AM, Crisp J, et al. : The role of plasticity-related functional reorganization in the explanation of central dyslexias. Cogn Neuropsychol, : 28, 65-108, 2011.
58) Ueno T, Saito S, Rogers TT, et al. : Lichtheim 2 : synthesizing aphasia and the neural basis of language in a neurocomputational model of the dual dorsal-ventral language pathways. Neuron, 72 : 385-396, 2011.
59) Hoffman P, Lambon Ralph MA, Woollams AM : Triangulation of the neurocomputational architecture underpinning reading aloud. Proc Natl Acad Sci U S A, 112 : E3719-3728, 2015.

Chapter 2 各種神経心理症状の認知神経心理学的分析

3 発達性読み書き障害（発達性dyslexia）

LD・Dyslexia センター　宇野　彰

臨床に役立つ ワンポイントアドバイス

　発達性読み書き障害は，developmental dyslexiaの日本語訳で，おそらく先天性と考えられ，発達期に明らかになる障害である。知能が正常だとしても文字を習得することが困難な障害で，英語圏では10％以上の出現頻度であることが報告されている。日本語においても「読み」の障害は，ひらがなで0.2％，カタカナで1.4％，漢字で6.9％であることが報告[1]されているように，障害種のなかで最も高い出現頻度である。この障害のある方々の大脳機能異常部位としては，成人失読失書例で多くみられる左側頭-頭頂結合領域や左側頭-後頭結合領域も報告されていることから，失読失書例との類似性も指摘されている。しかし，発達段階で生じる障害と，ある程度発達した後に生じる障害とでは症状や障害メカニズムなどの相違点も少なくない。診断には，定義に従い，知的障害との鑑別のために知能検査，読み書きに関する習得度検査（DSM-5では標準化された検査が推奨されている）および，環境要因が直接の原因ではなく，能力的な問題であることを示すために，文字習得に関与する認知検査（音韻検査，視覚認知検査，自動化検査，語彙力検査など）の3種類の評価が必要と思われる。

Key word

文字長効果：単語の文字数が多くなるにつれて音読潜時が延長する現象である。通常は非語音読と比較する。主に文字列から音韻列への変換が規則的な言語で検討されることが多い。文字長効果が認められた場合，文字から音韻への変換が継時（系列）的に変換している根拠と考える。

文字列辞書：見慣れた文字列が脳内に記憶されている辞書のような状態を想定している。Coltheart Mの音読におけるDRCモデルではorthographic input lexicon（文字列入力辞書）と記載されている。本章では「入力」を省いて説明した。

改訂版標準読み書きスクリーニング検査（STRAW-R）：ひらがな，カタカナ，漢字の3種類の表記別に音読力と書字力，小学生から高校生までの音読の流暢性，漢字音読年齢などを測定できる標準化された検査である。

成人を対象とした失読失書研究や失語症研究に比べて，発達性読み書き障害に関する認知神経心理学的分析や研究は歴史が浅い。しかし，この約10年間で研究が活発に行われ，成人分野よりも進んでいる部分もある。成人の失読失書や失語症研究に関してはケースシリーズ研究はあるものの，単一症例研究がほとんどであるのに比べ，発達性読み書き障害のある子どもや成人を対象とした研究では単一症例研究よりも群を対象とした研究が多いことが影響していると思われる。単一症例研究は詳細に掘り下げた検討が可能である一方，その症状や解釈について普遍的かどうかに関しては根拠が弱くなるからである。発達性読み書き障害の出現頻度に関して，平均値の-1.5SDを基準にした場合には，日本語話者では「読み」の障害例が漢字で6.9％と報告されているように高い出現頻度である。英語圏では10％以上という報告があるほどである。一方，成人失読例や失書例の報告は学会発表例だけでも1年に数例から10例程度と少ない。出現頻度の差が研究方法に影響している可能性がある。

　ここでは，発達性読み書き障害のある日本語話者の児童・生徒や成人の障害メカニズムについて二重経路カスケード（dual route cascaded：DRC）モデルに基づいて解説する。認知神経心理学的な単語属性のうち，文字長効果は非語彙処理過程の機能を，視覚的に類似した文字の弁別課題は視覚ユニットの機能を，そして，同音非語を用いた語彙判断課題では文字列辞書の機能を，親密度効果（音韻辞書，文字列辞書），心像性効果（意味システム），意味理解力（意味システム）などについては語彙経路の機能をみていると考えられることから，これらの単語属性効果をそれぞれの機能のパラメータとして活用した報告について解説する。

1. 文字長効果に関して

　ひらがな音読において，成人では1文字ずつ読んでいるわけではなく，まとまり読みをすることが知られている[2]。ひらがな音読の発達段階において，子どもたちは1文字ずつ読む方略から，まとまり読みの方略にどの時点で変化するのであろうか？　典型発達児においてSambaiら[3]

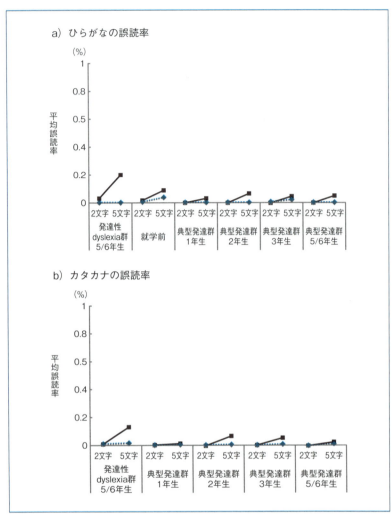

図1 a, b ▶ 発達性dyslexia群と典型発達群の仮名音読における文字長効果
(Sambai A, Uno A, Kurokawa S, et al. : An investigation into kana reading development in normal and dyslexic Japanese children using length and lexicality effects. Brain Dev, 34 : 520-528, 2012.[3] より引用)

は,語彙性(非語と単語)および文字数の違い(2文字×4文字)に関して2×2の2要因分散分析を想定した実験デザインを用い,語彙性と文字数では交互作用がどの時点において観察されるのかについて報告している。その結果,年長児や小学1年生では交互作用が観察されず,小学

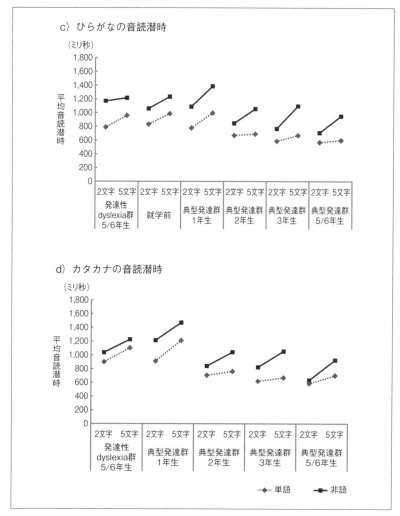

図1 c,d ▶ 発達性dyslexia群と典型発達群の仮名音読における文字長効果

(Sambai A, Uno A, Kurokawa S, et al. : An investigation into kana reading development in normal and dyslexic Japanese children using length and lexicality effects. Brain Dev, 34 : 520-528, 2012.[3]より引用)

2年生以上で交互作用が観察された。すなわち，小学1年生までは，非語でも単語でも文字数が長くなるにつれて音読潜時が延長したが，2年生以上では，より非語の文字数が多くなると，単語に比べて音読潜時が延長することを示した（**図1**）[3]。すなわち，小学1年生と2年生の間に

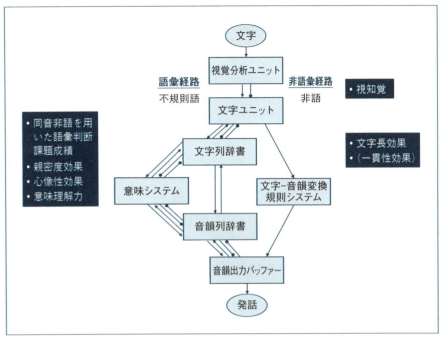

図2 ▶ 読みのDRCモデル

(Coltheart M, Rastle K, Perry C, et al. : DRC : A dual-route cascaded model of visual word recognition and reading aloud. Psychol Rev, 108 : 204-256, 2001.[4] より引用)

おいて非語と単語の音読の方略が変わったことを示している。DRCモデルで説明（**図2**）[4]すると，小学1年生までは，右側の非語彙経路を主に用いているが，2年生以上では左側の語彙経路も用い，語彙経路を優位に使用していると解釈される。この小学1年生と2年生の間に生じる変化は，イタリア語話者においても共通であり[5]，韓国語のハングル音読においては年長児から小学1年生までの間と報告[6]されており，子どもたちが就学して毎日ある一定以上の文字数を読み始めてから1年ぐらいで読み方が変わることが示されているように思われる。1文字ずつ読むよりもまとまりで読んだほうが速く読め，理解するまでの処理時間も速いことから合理的な方略に進んでいくのであろう。

　一方，発達性読み書き障害のある児童の場合，症状としては逐次読みや，音読速度が遅いという症状が観察されることから，非語彙処理の障

害を示唆する研究者もいたが，語彙処理の検討は行われていなかった。前述の実験方法にて検討すると，発達性読み書き障害のある児童は，単語においても非語においても文字列が長くなると音読潜時が長くなるが，そこには交互作用が観察されなかった。そして，典型発達児に比べて，単語も非語も音読潜時が長く，単語のほうが非語よりも音読潜時が短かった。これらの結果から，非語彙経路・語彙経路の両処理経路とも十分には機能していないという可能性が示されたのである。この結果は，発達性性読み書き障害のある成人群でも再現されていた[2]。

2. 視覚分析ユニットおよび文字列辞書

視覚的分析に関して三盃ら[7]は，漢字1文字の実在語と形態的に類似させた非実在文字の文字/非文字判別課題を実施した。その結果，発達性読み書き障害群は，実在語を実在語として判断した正答数に関しては典型発達群と差を認めなかったが，非文字の判断については，正答数が有意に低かった。このことから，視覚分析ユニットの障害が推定されている。

また，単語か非語かの判断を求める語彙判断課題を実施した。語彙判断課題では，音声言語化すると実在する単語だが，文字列としては実在しない同音非語を用いることで，文字列辞書の機能を測定できると考えられる。なぜなら，提示された文字列を音韻化した場合には実在語であるために，音韻列辞書を活用した経路での（DRCモデルでの逆流経路）での単語か非語かの判断は不可能であるため，文字列辞書を使用しなければ判断できない。非常によく考えられた実験方法なのである。この研究では，同音非語と非同音非語，そして，それぞれに形態類似文字と形態非類似文字を作成して検討している（**表1，2**）[7]。その結果，発達性読み書き障害群は，実在語については典型発達群と差がなかったが，同音非語に関して有意な差が認められ，かつ形態類似語のほうが形態非類似語よりも成績が低かった。一方，非同音非語においては，同音非語に比べて正答率が高かったものの，形態が類似している非語のほうが，類

表1 ▶ 非実在字（非文字）のタイプ

	例
タイプ1： 元の漢字より線が1本多い。 元の漢字より線が1本少ない。	 （空）　（貝）
タイプ2： 出てはいけない線が突き出ている。 出るべきところが出ていない。	該当なし
タイプ3： 構成する一部分の空間的配置が異なる。	 （下）
タイプ4： 元の漢字の一部分が，視覚的に類似する他の漢字，または他の漢字の一部分と差し替えられている。	 （音）　（青）

括弧内の文字は非実在字作成に用いた元の実在字。
（三盃亜美, 宇野　彰, 春原則子, ほか：発達性ディスレクシア児童生徒の視覚的分析および文字入力辞書の発達―漢字を刺激とした文字／文字判別課題と語彙判断課題を用いて―. 音声言語医学, 59：218-225, 2018.[7]）

表2 ▶ 非語文字列のタイプ×視覚的類似性

	類似	非類似
同音擬似語	間係（関係）	校園（公園）
非同音非語	材科（材料）	歴手（歴史）

括弧内の単語は非語作成に用いた元の実在語。
（三盃亜美, 宇野　彰, 春原則子, ほか：発達性ディスレクシア児童生徒の視覚的分析および文字入力辞書の発達―漢字を刺激とした文字／非文字判別課題と語彙判断課題を用いて―. 音声言語医学, 59：218-225, 2018.[7]）

似していない非語よりも正答率が有意に低かったのである。

　これらの結果から，発達性読み書き障害群では，視覚分析ユニットと文字列辞書は，典型発達群に比べて，発達していないと考えられたのである。

表3 ▶ 漢字音読における誤反応の種類

	定義	例
語性錯読	他の実在語へ誤る読み方	商売→しょうひん 空→くも 右→いし
類音性錯読	文字と音の対応は正しいが語単位では誤っている読み方	火山→ひやま 指図→しず
字性錯読	1音のみの誤りで類音性錯読とも語性錯読とも解釈されない読み方	時間→ぎかん 平等→ひょうどう
部分読み	2字熟語の構成字2字のうち1字のみを読む読み方	正月→しょう 兄弟→あに
音の付加	接辞,送り仮名の付加	姉→おねえちゃん
その他	他の分類にあてはまらない誤り	大工→だりる
無回答	わからない,無反応	

(明石法子,宇野 彰,春原則子,ほか:発達性読み書き障害児における漢字単語の音読特徴—小学生の読み書きスクリーニング検査(STRAW)を用いて—. 音声言語医学, 54:1-7, 2013.[8])

3. 漢字音読の誤反応から障害構造を分析する

　明石ら[8]は,小学生の読み書きスクリーニング検査(Screening Test of Reading and Writing for Japanese Primary School Children:STRAW,現在の改訂版標準読み書きスクリーニング検査:STRAW-R[9])を用いて,単語音読の誤反応分析を実施している。誤反応は,語性錯読,legitimate alternative reading of componet(LARC)エラー(論文のなかでは「類音性錯読」),字性錯読,部分読み,音の付加,その他,無回答に分類した(表3)。その結果,発達性読み書き障害群では典型発達群に比べて,語性錯読と無回答が多く,LARCエラーについては有意な差が認められなかった。語性錯語が多い結果は,文字列を音韻化することに困難のある発達性読み書き障害群では,単語を構成する漢字を1文字ずつ音韻化したのではなく,文字列全体をまとまりとして語彙力に依存して処理した結果,語性錯読したのではないかと考察している。語性錯語の内訳をみると,意味的な誤りや視覚的に連想しやすい単語(顔→頭,火山→噴火)が多かったからである。また,無回答に関しては,文字列

を音韻化することがまったくできなかったのではないかと考察している。一方，単語の音韻化は正しくなくとも1文字ずつ音韻化した結果として生じるLARCエラーについては典型発達群と差がなかったことは，そもそも1文字の漢字に対する複数の読み方が習得されていないため，単語によっては1文字の漢字を単語の読み方に沿って読めなかったという結果ではないかと考察している。すなわち，語彙処理も非語彙処理も困難である状態と考えられる。

4. 漢字音読に影響する単語属性

通常，成人対象の研究での親密度，心像性，表記妥当性，一貫性などの単語属性効果については，NTTのデータベースが使用されることが多い。しかし，このデータベースでは，成人に評定してもらった数字を基準にデータベースが作成されている。したがって，児童の漢字音読における単語属性効果の検討を行うためには，児童の単語属性値を測定しなければならない。明石ら[8]は，小学4年生を対象に，親密度と心像性を評定し，その評定値をもとに漢字音読に関する親密度効果と心像性効果について検討している。成人の評定値との相関係数は，親密度値では0.63，心像性値では0.51という結果が得られ，児童においては独立した評定値を用いたほうがよいことが示唆された。その結果，典型発達群においても発達性読み書き障害群においても低親密度語で，漢字音読の正答率に心像性効果が認められたと報告している。すなわち，親密度が低い単語に関して，心像性が高い場合に音読正答率が高かったのである。この事実は，成人の失語症者において親密度が低い単語で心像性効果が認められた結果と一致していた。さらに発達性読み書き障害群においても意味システムを介した単語全体を処理する語彙処理が行われたことが推測された。また，典型発達群の小学6年生245名においてSTRAW-Rの漢字単語126語音読課題にて，配当学年，一貫性，親密度，心像性効果について三盃ら[10]が報告している。その結果，配当学年×一貫性，配当学年×親密度，配当学年×心像性において交互作用が有意であった

ことと主効果の結果から，一貫性効果，親密度効果と心像性効果は，配当学年の高い単語において大きく，心像性の高い単語に関しては配当学年の影響は認めないのではないかと考察している。その後，Sambai[11]らは，小学5，6年生の発達性読み書き障害11名を含む129名の漢字音読において，低音読成績群は高成績群に比べて心像性効果が高く，LARCエラーが少なく，頻度効果や一貫性効果も低いことを報告している。すなわち，読み困難群は文字から音への変換経路が弱いために，語彙経路，とくに意味システムが関与する方略で漢字を音読しているのではないかと推測している。

5. まとめ

以上の報告をまとめると，発達性読み書き障害児は語彙経路も非語彙経路の両方の処理が困難であると思われた。語彙処理に関しては，文字列辞書の形成不全が示唆されている。意味システム，音韻列辞書の形成不全については現在のところ国内・海外ともいまだ報告されていない。

ここでは，発達性読み書き障害に関して群研究の報告をまとめた。もっとも，発達性読み書き障害の群研究に関して問題がないわけではない。著者ら[12]が報告しているように，認知能力の障害別に検討してみると，発達性読み書き障害が均一な集団ではないことがわかっている。これが群研究で明確な傾向が認められない1つの原因である可能性がある。今後は，発達性読み書き障害の原因となっている認知能力の障害別群ごとの解析が求められるのではないかと考えられる。

Reference

1) Uno A, Wydell TN, Haruhara N, et al. : Relationship between reading/writing skills and cognitive abilities among Japanese primary-school children : normal readers versus poor readers (dyslexics). Read Writ, 22 : 755-789, 2009.
2) 三盃亜美, Coltheart M, 宇野 彰, ほか : 発達性読み書き障害成人例の仮名文字列音読における語彙処理と非語彙処理の発達的問題─文字長と語彙性効果を指標にして─. 音声言語医学, 55 : 8-16, 2014.
3) Sambai A, Uno A, Kurokawa S, et al. : An investigation into kana reading

development in normal and dyslexic Japanese children using length and lexicality effects. Brain Dev, 34 : 520-528, 2012.
4) Coltheart M, Rastle K, Perry C, et al. : DRC : a dual-route cascaded model of visual word recognition and reading aloud. Psychol Rev, 108 : 204-256, 2001.
5) Zoccolotti P, De Luca M, Di Pace E, et al. : Word length effect in early reading and in developmental dyslexia. Brain Lang, 93 : 369-373, 2005.
6) 周　英實：韓国語話者児童の読み方略における発達的変化について. 筑波大学大学院人間総合科学研究科感性認知脳科学専攻博士論文, 2017.
7) 三盃亜美, 宇野　彰, 春原則子, ほか：発達性ディスレクシア児童生徒の視覚的分析および文字入力辞書の発達―漢字を刺激とした文字／非文字判別課題と語彙判断課題を用いて―. 音声言語医学, 59 : 218-225, 2018.
8) 明石法子, 宇野　彰, 春原則子, ほか：発達性読み書き障害児における漢字単語の音読特徴―小学生の読み書きスクリーニング検査 (STRAW) を用いて―. 音声言語医学, 54 : 1-7, 2013.
9) 宇野　彰, 春原則子, 金子真人, ほか：改訂版標準読み書きスクリーニング検査 (STRAW-R) ―正確性と流暢性の評価―. インテルナ出版, 東京, 2017.
10) 三盃亜美, 宇野　彰, 春原則子, ほか：小学校6年生の典型発達児群の漢字単語音読における配当学年, 一貫性, 親密度, 心像性の効果. 音声言語医学, 57 : 287-293, 2016.
11) Sambai A, Tsukada M, Miki A, Uno A : Contributions of processes using semantic information and character-to-sound correspondences to kanji word-reading performance in Japanese primary school children. J Res Read, 46：163-186, 2023.
12) 宇野　彰, 春原則子, 金子真人, ほか：発達性読み書き障害 (発達性読み書き障害) の背景となる認知障害―年齢対応対照群との比較―. 高次脳機能研究, 38 : 267-271, 2018.

Chapter 2 各種神経心理症状の認知神経心理学的分析

4 文と動詞の認知神経心理学

県立広島大学保健福祉学部保健福祉学科　渡辺　眞澄

臨床に役立つ ワンポイントアドバイス

　言語障害のある方への適切な介入やコミュニケーション上の支援は，症状を把握し，分析することから始まる。言語の分析方法は，研究者が依拠する言語モデル，ないし言語観により異なるが，失語症による文レベルの障害，介入研究は，生成文法理論に代表される伝統的言語観に基づいたものが多い。しかし近年は，異なる視点（例，認知言語学）に立つアプローチも増えつつある。コネクショニストによる研究は，現在は単語レベルが文レベルに先行している。いずれも外国語，特に英語を対象としたものが多いが，考え方や方法は大変参考になる。各言語の特徴により，外国語対象の分析をそのまま日本語に応用できないこともあるので，日本語の特徴，外国語との違いを明確にしたうえで検討する必要がある。

Key word

伝統的な言語観：本稿でいう伝統的言語観とは，言語は他の認知機能からは独立しており，ヒトには共通の文法が生まれつき備わっているとする生成文法理論に代表される立場を指す。二重機構仮説はこの言語観に立脚，あるいは強く影響を受けており，脳の特定の部位，例えばいわゆるブローカ野が文法（規則）処理を，ウェルニッケ野が辞書処理を担う，とするような領域特異的（domain specific）な考え方。

コネクショニズム：例えば単語処理に関して，意味表象，音韻表象，文字表象とそれらの関係が学習により獲得されるとする考えであり，神経細胞を模したニューラル・ネットワークを構築して学習を行わせ，意味理解，音読などのシミュレーションを行い，前提の妥当性を検証する立場。さらに学習済みのネットワークを破壊し，失読などの言語障害を再現できるかを検証する。言語に規則と，例外処理を担うレキシコンを仮定せず，どちらも同じメカニズムにより処理されるとする単一機構仮説に立つ。ある認知機能に関してその機能に特化した特異的なモジュールやそれを支える脳領域があると仮定せず，それらは別の処理にもかかわるとする領域一般的（domain general）な立場をとる。

動詞活用研究：英語圏では，規則動詞と不規則動詞の処理に関して規則とレキシコンを仮定する二重機構仮説と，規則処理も例外処理も同じ処理を受けるとする単一機構仮説の間で論争が繰り広げられてきた。日本語は多くの点で英語とは異なるが，生成文法に影響を受けた二重機構仮説に立つ研究が多い。本稿では単一機構仮説に基づく動詞活用研究を中心に紹介する。

われわれは，コミュニケーションに際して，相手に話したいことを文として発話し伝えようとする。言語の認知神経心理学ないし認知神経科学では，脳の損傷により生じる失語症の言語症状を分析し，そこから健常な言語理解・発話のメカニズム，神経基盤を明らかにしようとするが，そうした研究は，失語症の言語症状の軽減のための介入やコミュニケーションの支援につながることが期待される。

失語症状や健常な言語の分析方法は，研究者が依拠する言語モデル，ないし言語観により異なる。主要な言語モデルはいくつかある。50年以上の歴史があるChomskyに代表される伝統的な立場，すなわちヒトには共通の文法が生まれつき備わっているとする生成文法理論と，言語はヒトの一般的な認知能力を基盤として成立すると考える認知言語学[注1]，そして言語は学習ないし経験により獲得されるとするコネクショニズムなどがある。本稿では異なる立場から行われた文レベル，および単語レベルの研究，なかでも文の生成において重要な役割を果たす動詞の，過去形の発話に関する研究に焦点をあててみていく。

伝統的な言語観では，言語は他の認知機能からは独立した領域特異的な生得的処理モジュールにより処理されるとする生成文法理論を展開してきた。失語症による文レベルの障害の研究はこの枠組みに基づいたものが多い。単語レベルでは，本稿の後半で取り上げる動詞活用に関するPinkerら[1]の「単語と規則理論」がある。いずれも文法ないし規則と，レキシコンつまり辞書を仮定する。障害研究においては文法（規則）処理と辞書処理が独立に機能障害を起こすと考え，文法処理は左前頭葉下部のいわゆるブローカ野が担い，左側頭葉後部にレキシコンが存在すると考える。

一方，コネクショニズムにおいては，文法を仮定しない。意味表象，

註1 **認知言語学**
精神の働きである一般的認知機能を言語の基盤と捉え，言語の知識と運用の本質を探ろうとする研究分野。認知心理学や神経科学など，多数の隣接分野の知見と整合していることを重視する。

音韻表象，文字表象とそれらの関係に関する語彙知識が学習により獲得されるとし，実際にニューラル・ネットワークを構築して，意味理解，音読などのシミュレーションが行われ，人間の行動をどれだけ再現できるかを検討する。ネットワークは言語に曝して学習（経験）を積ませるが，ネットワークの処理ユニット同士を結び情報を伝える結線の重み（伝達効率）は，どのユニットにも共通のやり方で自動的に調節され知識が獲得される。重要なのは経験の量で，例えば単語の場合，頻度が高い語は出会う機会が多いので効率よく処理されるようになる。処理効率には頻度のほか，意味属性である心像性や，語長，一貫性など，さまざまな属性が影響を及ぼす（属性の詳細については「Chapter1. 5. 刺激選択法：語彙特性，データベース，利用法」を参照）。Seidenbergら[2]は，ニューラル・ネットワーク・モデルによるシミュレーションで，人の振る舞いをどれだけ再現できるかを定量的に評価できるとする。1980年代後半から急伸してきたこのアプローチは，単語レベルの研究が多い。文レベルになると複雑さが急激に増すこともあり，コネクショニズムからの研究は多くない。

1. 文の発話プロセス

❶ 伝統的言語観

図1は，伝統的言語観に基づき，文が発話されるまでのプロセスを図式化したものである[3]。発話された文の額面通りの意味と，発話者の意図は常に一致するとは限らない。聞き手が発話者の意図を正確に把握するには，発話された文を過去の経験や知識から形成された情報と統合し解釈する必要がある。発話者の談話モデルや，個人を取り巻く状況の知識，世界知識などを参照し，発話内容を符号化した前言語符号（図1の左端）が，音声表示に変換される（図1の右端）までには，レキシカル（語彙），統語，形態・音韻の各レベルの文法処理が行われる。語彙選択では必要な語彙を選択し，X'（Xバーと読む）構造に則り，D構造（D structure）が作られる[注2]。D構造は統語レベルにおいて行われる要素の

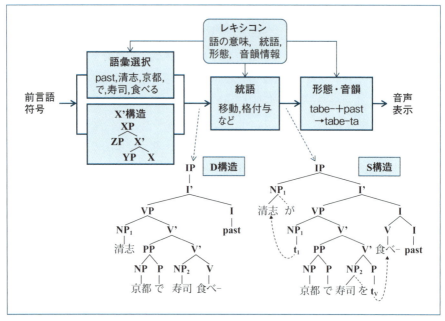

図1 ▶ 文発話のプロセス

(渡辺眞澄：失語症者に対する文法（レキシカル，統語，形態，音韻）障害の訓練の進め方について教えて下さい．失語症Q&A ―検査の見方とリハビリテーション―（種村 純，編）．新興医学出版社，東京，pp.83, 2013.3))

移動や格付与などの統語処理によりS構造（S structure）となる。形態・音韻レベルでは，形態素を規則により組み合わせ，音韻列の組合せ規則に従い音声列を作る。例えば，「遊ぶ」の語幹/asob-/に非過去を表す形態素/-ru/が結合すると，子音連続が形成されるが，日本語では原則と

註2　X'構造，D構造，S構造

1950年代に登場した生成文法理論の変遷のなかで，1980年代前後の原理とパラメータ理論の時代に使われるようになった用語。語がまとまりを成して句となり，別のまとまりと組み合わさり階層構造を成して文が作られる。「X'構造」は，文を作るのに必要な基本的なまとまりの構造ということができる。レキシコンから必要な語彙が選択され，X'構造に基づき語が挿入された状態が「D構造」で，発話される文の命題を表す。これにα移動という移動規則（変形）が適用され，「S構造」が生成される。S構造では，D構造で表される命題が現実の時間上に配置される。

して子音連続は許されないので後の子音が消去されるという音韻規則により /asob-u/ となる。文の発話プロセスの詳細については，渡辺[3, 4]を参照されたい。

　失語症による文レベルの障害および介入に関する研究は，伝統的言語観に基づいたものが多い。文レベルの障害は「失文法」と称されてきたが，その本質が何なのか，いまだ統一的な見解はないと言っても過言ではない。生成文法理論を背景にした，文の発話や理解に関する研究においては，失語症は言語学的表象の障害とする説と，処理の障害とする説がある。

　言語学的表象の障害説では，文中の名詞句などの要素が移動するとき，移動前の位置を示す痕跡が消え，文の構造がわからなくなるとする痕跡消失仮説（Trace Deletion Hypothesis）[5, 6]や，文構造は図1のS構造のように樹形図（syntactic tree/tree diagram）で表されるが，構造上高い位置の要素ほど処理が困難となり，構造を表す木がある高さで刈り込まれ，もとの枝振り（文構造）がわからなくなるとする構造木の刈り込み仮説（Tree Pruning Hypothesis）[7]，これらから発展した演算子移動仮説（Operator Movement Hypothesis）[8]，空範疇消失仮説（Empty Category Deletion Hypothesis）[8]などがある。日本語の3種の受け身文（直接受動文，所有受動文，間接受動文）のうち，ブローカ失語では間接受動文より直接/所有受動文の理解が困難であったことなどから，使用言語によらず失語症者の（健常者とは異なる）意味役割[註3]の付与に関する原理があるとの提案もある[9]。

　処理の障害説では，例えば各言語の基本的な語順SOV/SVO（S：主語，O：目的語，V：動詞）から，要素の移動に伴って派生した文を構築する，あるいは解析することや，複雑な項構造[註4]をもつ動詞に基づき文中の

註3　意味役割
辞書的な「意味」とは異なり，文中の名詞が，その文のなかで担う意味上の役割のことで，動詞により与えられる。「清志が皿を洗う」という文では，「清志」は動作主（agent：動作を起こす主体），「皿」は主題/対象（theme：出来事の中心的対象となるもの）という意味役割を担う。

名詞句に意味役割を付与することなどの言語学的操作の処理障害であるとする[10,11]。また，文の構造上高い位置の要素を処理するためには要素の併合の回数が増えるが，失語症によりそのための処理資源が不足しているとの説明[12,13]などがある。

失語症による文レベルの障害および介入に関する研究については，渡辺[3,4,14]，渡辺ら[15]を参照されたい。

近年は，認知言語学の流れを汲み，言語処理は言語使用に関する統計的情報の影響を受けると仮定する用法基盤モデル（usage-based model）に基づく文の理解/生成障害研究が増えつつある。文の理解/生成には，ある文脈のなかでの構文の生起確率が影響するとの考えである。この場合の「文脈」には統語的，意味的，韻律的情報，状況が含まれる。研究の例を挙げると，Rolandら[16]は大規模コーパスを用いて英語の構文の頻度を調べた。失語症で受動文は能動文より，目的語分裂文は主語分裂文より困難になるという現象は，構文の頻度が低いことが原因である可能性があるとしている。一方で，構文の頻度だけでなく，動詞がそれらのどの構文でより用いられやすいか（動詞バイアス）の影響を考慮する必要性も指摘されている。例えば，英語のelectedは能動文より受動文で使用されることが多いが，kissedは能動文で使用されることが多いという[17]。

❷ 文に関するコネクショニスト・アプローチ

前述のように，コネクショニスト・アプローチにおいては単語レベルの研究が盛んである。しかし人の言語活動は単語レベルより，文レベルが中心である。Rohdeら[18]は，それまでに提案された文処理に関するコネクショニスト・モデルについて，構文解析，単語予測，理解，産生，の4種に分けて概観しているが，特にネットワーク・ユニットの1つ1

註4　項構造
動詞により意味役割が与えられる語を「項（argument）」という。例えば，動詞の「洗う」は動作主と主題/対象の2つの項をもつ。動詞がもつ意味役割に関する数とその種類を「項構造（argument structure）」と呼ぶ。

つが単語，単語の意味，格などの情報を表す「ローカリスト（localist）」タイプのモデルでは，人の学習過程を解明することが困難であるとの見解を示している。近年の子どもの言語獲得の研究では，ニューラル・ネットワークの一種であるエルマン・ネッワーク（Elman network）[19]を用いた，統計的学習（statistical learning：SL）研究が盛んになってきている。エルマン・ネットワークは文脈情報ないし時系列情報を考慮したネットワークである。しかし，現在の統計的学習研究の手法は実験心理学的なものが多く，子どもがある種の統計的規則性に敏感であることを示すことはできているが，統計的学習の本質の解明には至っていないとし，学習の計算論モデルを用いた研究が必要であるとの主張もある[2, 20]。

2. 単語レベルの研究：動詞活用

　動詞活用に関する研究はここ30年ほどの間に盛んに行われてきた。いわゆる「過去形生成論争」である。論争は英語圏で始まったため，英語を対象とする研究が多い。まずは英語の過去形生成における現象の概略と，2つの異なる仮説について述べる。そして，日本語の動詞活用研究の現状について触れる。

　英語の動詞は規則動詞と不規則動詞に分けられる。規則動詞の場合は基本形[註5]に過去を表す形態素-edを付すことで過去形（walk→walked）となる。不規則動詞の過去形は単語によりさまざまな形がある（hold→held，think→thought，go→wentなど）。

　動詞の過去形生成実験では，動詞の基本形を文字で提示して過去形を発話してもらう方法や，動詞の過去形で文を補完する方法（例，「私は毎日歯を磨く。昨日も歯を_____」の下線部を補完する）などがとられる。健常者を対象とした実験では，特に低頻度語の過去形生成において，

註5　**基本形**
紙の辞書に記載されている形。辞書形，原形などとも呼ばれるが，ここでは便宜的に基本形と呼ぶ。

不規則動詞は規則動詞より活用潜時（reaction time：RT，反応時間とも呼ばれる）が長く誤りが多い，規則性効果が出現することが知られている[21～23]。また，不規則動詞には頻度効果がみられ，頻度の高い語ほどRTが短い。しかし，規則動詞には頻度効果がみられない[23]。

英語動詞をはじめとするこうした過去形生成時にみられる現象の背景にあるメカニズムを説明する2種の仮説が提案されている。1つは言語に規則・文法とレキシコンを仮定する伝統的言語観に立脚する「二重機構仮説」である。これに対立する説は，コネクショニストにより提案された「単一機構仮説」であり，規則/不規則動詞いずれの活用形も意味表象と音韻表象に基づき計算されるとする。以下ではこれらの仮説に基づく研究を概観するが，最初に英語を対象とした研究，そして日本語を対象とした研究の順に述べる。

❶ 動詞活用の2つの仮説：英語圏の研究

1．二重機構仮説

この説は，文法（規則）が規則活用を受け持ち，レキシコンが不規則活用を受け持つとする伝統的な言語観に基づいている。図2に示される「単語と規則理論」[1]では，動詞の基本形（walkやhold）と文法要素として時制「過去」を指定する情報が入力されると，文法/規則部門とレキシコンの両方に情報が伝わる。語レベルの文法である文法/規則部門では入力された動詞の語幹に過去を表す形態素-edを付加する。図2の例では，walkないしholdに-edを付加する。レキシコンには不規則動詞とその過去形が格納されており，規則処理と同時進行で不規則動詞の過去形を検索する。holdの過去形であるheldがレキシコンで見つかれば，図2の右側の文法/規則部門に抑制信号を出し，規則処理を中止させる。これにより*holdedが出力されるのを防ぎheldが出力される。walkの場合はレキシコンに過去形がないので，抑制信号が出されず，規則処理の結果であるwalkedが出力される。規則処理は頻度の影響を受けず，レキシコンの検索が必要な不規則動詞は頻度効果が認められることは先に述べた。初期の「単語と規則理論」では，レキシコンには不規則動詞の情報のみがあるとしたが，のちに一部の規則動詞の情報もレキシコン

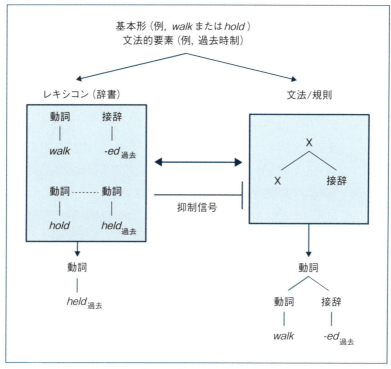

図2 ▶ 単語と規則理論

(Pinker S, Ullman MT : The past and future of the past tense. Trends Cogn Sci, 6 : 457, 2002.[1] を参考に著者作成)

に保持されていると改訂された。これについては後述する。

　Prasadaら[21]は，二重機構仮説提案の契機となる研究を行った。対象は健常者で，規則/不規則動詞に関して，過去形の頻度は一定であるが基本形の頻度が高/低の動詞群の活用課題と，その逆に基本形の頻度は一定だが過去形の頻度が高/低の動詞群の活用課題を行った。彼らは基本形の頻度の高低は，規則/不規則動詞の両方に影響を与えたが，過去形の頻度の高低は不規則動詞にのみ影響を与えることを見出し，この結果を二重機構仮説により解釈している。刺激の基本形が提示されると，まずレキシコンが検索される。レキシコンの検索時間は頻度の影響を受ける。その後，規則動詞には文法規則が適用される。処理時間は一定で

ある。不規則動詞では,再度レキシコンが検索され過去形が回収されるので頻度の影響を受ける。それゆえ基本形の頻度の高低は規則/不規則動詞のいずれにも影響を与えるが,過去形の頻度の高低は不規則動詞にしか影響を与えない,とした。

　二重機構仮説を支持する研究者らはさらに脳損傷例を対象として規則/不規則動詞の産生や語彙判断課題を行い,二重機構仮説の神経基盤を示す研究を行っている。Ullmanら[24]は文の補完課題を用いて動詞の過去形生成を行わせ,左前頭葉と基底核損傷群は規則動詞の,側頭葉損傷群は不規則動詞の過去形生成が困難であることを示した。レキシコンは宣言的記憶(declarative memory)であり側頭葉が関与するのに対し,文法規則は手続き記憶(procedural memory)で前頭葉－基底核系が関与するというDPモデル(declarative/procedural model)を提案している[25,26]。

　Marslen-Wilsonら[27]とTylerら[28]は,英語話者を対象に,動詞の語彙判断課題を行い,プライム(ターゲットの前に提示する語)とターゲット(実在語か非語かを判断する語)の組み合わせを「規則動詞の過去形」と「基本形」の対,「不規則動詞の過去形」と「基本形」の対,意味的関連のある語の対,および音韻的関連のある語の対とし,プライミング効果の有無を調べた。健常群は規則動詞,不規則動詞,意味関連語にプライミング効果を示したが,左半球損傷の非流暢型(性)失語群は不規則動詞と意味関連語のみにプライミング効果を示した。また,文の補完課題では健常群は誤反応がなく,単純ヘルペス脳炎(herpes simplex virus encephalitis：HSVE)による意味障害群では規則動詞より不規則動詞に誤反応が有意に多かった。これらの結果から,規則動詞と不規則動詞の過去形の処理は異なる2つの機構が担うとし,規則処理は左前頭葉(Broca野)と基底核が,レキシコンは左側頭葉が関与する,としている。左前頭葉と基底核に損傷がある群では,プライムの動詞過去形を基本形と形態素-edに分解(walked→walk + ed)できないため,規則動詞にプライミングが起こらず,左側頭葉に損傷がある群では,不規則動詞の過去形があるレキシコンが機能不全に陥るので,規則動詞より不規則動詞

の文補完成績が低いとする。Tylerら[28]と，Pinkerら[1]との考えはほぼ同じだが，Tylerら[28]はレキシコンに保持されているのは不規則動詞の情報のみとする。

2. 二重機構仮説への反論

上記の研究で規則動詞に困難を示した左前頭葉損傷群はいわゆるBroca失語に相当し，統語の障害もあるが，ほぼ全例に音韻レベルの障害があると思われる。Birdら[29]は，規則動詞の過去形が不規則動詞の過去形に比し音韻的に複雑である点に注目した。例えば規則動詞askedは子音連続/-skt/で終わるが，不規則動詞gaveには子音が/-v/1つしかない。Birdら[29]はUllmanら[24]の刺激語を用いて文補完，復唱，音読の各課題を非流暢型（性）失語群に実施し，Ullmanら[24]の結果が再現されることを確かめたうえで，規則動詞と不規則動詞の音韻の複雑さ，心像性，および頻度をマッチさせ（seem-seemed vs. mean-meant，いずれも過去形の音韻構造はCVCC），改めて各課題を実施したところ，規則/不規則の成績差がなくなった。このことは非流暢型（性）失語群の規則動詞の成績低下が規則処理障害ではなく，音韻処理障害によるものであることを示唆しており，二重機構仮説への反論として波紋を起こした。

3. 単一機構仮説

単一機構仮説は，動詞活用において，文法/規則は存在しないとする立場である。**図3**[30]は，規則動詞，不規則動詞とも学習を通じて形成された，音韻表象，意味表象の活性化により活用が計算されると考えるコネクショニスト・モデルで，基本形の音韻表象と意味表象，および過去形の音韻表象があり，それらが中央の隠れ層を介して結ばれている。意味層には動詞が現在形か過去形かを指定するユニットがある。英語の主要動詞1,000語のうち規則動詞は約86％を占め，圧倒的に多いため[31,32]，不規則動詞に比べ学習回数が非常に多い。そのため容易に活用でき，頻度効果が現れにくい。他方で不規則動詞は14％と少ないうえ，いろいろなタイプに細分されるので（give-gave, think-thought, cut-cutなど），過去形生成の難易度を反映する指標と考えられる頻度効果が

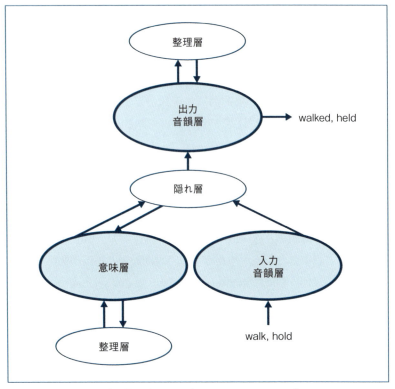

図3 ▶ 動詞活用のコネクショニスト・モデル
(Joanisse MF, Seidenberg MS : Impairments in verb morphology after brain injury : a connectionist model. Proc Natl Acad Sci USA, 96 : 7593, 1999.[30]) を参考に著者作成)

出る。二重機構モデルのように規則処理と不規則処理を別々に行う機構はなく，規則，不規則によらず同じ処理を受けるので単一機構モデルという。

1) 規則/不規則活用と活用の一貫性

英語動詞の規則・不規則の区別は，われわれ外国語話者からみても一見，単純だと思えるが，視点を変えてみると，興味深い実態がみえてくる。例えば，rush, hush, gushはrhyme（母音-子音の部分。この場合は-ush）が共通している。これらの過去形はrush-rushed, hush-hushed, gush-gushedと，規則活用する動詞であることがわかる。一方，bake, take, makeは，rhymeの-akeが共通しているが，規則活用する

もの（bake-baked）と不規則活用するもの（take-took，make-made）が混在している。rush，hush，gushのようにrhymeが共通している語（これらを互いに隣接語という）のすべてが同じ活用をする場合は一貫活用，bake，take，makeのようにrhymeが同じでも，規則活用と不規則活用をするものが存在する場合は非一貫活用という。Seidenbergら[22]は，隣接語の活用が一貫している一貫動詞はRTが短いのに対し，隣接語に規則，不規則動詞が混在する非一貫動詞はRTが長く，誤りが多いことを報告している。さらに規則動詞でも，隣接語に不規則動詞があるとRTが長いと述べている。

2）非語動詞の活用

健常英語話者による非語動詞の過去形生成について，二重機構仮説では，非語はレキシコンを検索しても存在しないので，規則が適用され，RTも不規則動詞より短い，とされる。しかし，Bybeeら[33]は，非語が必ずしも規則活用されるわけではないことを示している。例えば，非語動詞splingの隣接実在動詞にはping，sing，springなどがある。これらの過去形はそれぞれpinged，sang，sprangで，規則活用と不規則活用が混在する。Bybeeら[33]の実験では，健常英語話者が隣接語に規則動詞と不規則動詞が混在する非語動詞を，規則活用（splinged）ではなく，実在する不規則動詞の過去形のように活用する反応（splang）があった。

3）活用一貫性の影響

Seidenbergら[22]やBybeeら[33]が示した，規則動詞における一貫性効果，そして非語が不規則動詞のように活用される現象は，上で述べた最初の二重機構仮説では説明困難である。dreamed/dreamtのような規則/不規則ペアのある動詞では，不規則形が文法/規則部門に抑制信号を出すため規則形は出力されない。また規則動詞でrhymeが共通する不規則動詞が存在する動詞は（例，ping vs. ring，sing，spring），連想記憶であるレキシコン内のring，singなどから部分的とはいえ抑制信号を受ける。これを解決するためPinkerら[1]は単語と規則理論を改訂し，規則動詞であっても規則/不規則ペアのあるものや，rhymeが共通する不規則動詞が存在する規則動詞については，レキシコンに登録されてい

るとした。そうすれば仮に規則処理がブロックされてもレキシコンから規則動詞の過去形が出力される。またレキシコンは単なる貯蔵庫ではなく，連想記憶であり生産的な側面もあって，個々の不規則活用（sing-sang）のみならず，同じタイプの活用パタンも学習し（ring-rang, spring-sprang），その活用パタンを非語動詞にも適用できるとした（spling-splang）。この改訂により非語が不規則活用される現象が説明可能になる。

　一貫性効果は，単一機構仮説に基づけば，容易に説明できる。すなわち，非一貫の規則動詞bake-bakedの学習中には活用形の異なる隣接語（「敵」という）のtake-tookの学習も必要になり，干渉が生じる。その結果，一貫した規則動詞より学習が遅れ，RTが長くなり，誤りも生じやすい。さらに，非一貫の規則語は，敵の数により過去形生成にかかる時間が異なることが示されている[22,34]。Seidenbergら[22,34]が行った健常英語話者を対象とした実験によれば，非一貫の規則動詞pick（過去形はpicked）の隣接語はstickの1語だけだが（過去形はstuck），同じく非一貫の規則動詞blink（過去形はblinked）には同じ規則活用の「友」winkなどもあるが，sink, thinkなど複数の敵が存在する（過去形はそれぞれsank, thought）。敵の少ない語（pick）は多い語（blink）より活用が容易であった。規則動詞であっても，敵が多いほど学習に邪魔が入る機会が多くなり学習が難しい。また非語動詞splingがsplangとなる現象は般化により説明可能である。実在語による学習により，-ing→-angの活用パタンが獲得されるので，splingのような非語動詞に関しても，同じ活用パタンが計算されるのである。

❷ 日本語の動詞活用に関する研究

　これまで，英語の動詞活用研究では，規則動詞と不規則動詞を処理する別個の機構を仮定する二重機構仮説と，規則動詞，不規則動詞とも，共通のシステムで処理されるとする単一機構仮説があることをみてきた。英語は印欧語族に属す「屈折語」であるが，なかでも英語の動詞活用は簡単とされる。対する日本語は多くの点で英語とは異なる言語で，述語にさまざまな形態素が後続する「膠着語」に分類され，述語の活用

形が後続の形態素により決まる複雑な体系をもつ。まず，日本語の動詞活用について述べ，ついで2つの異なる仮説に基づく研究をみていく。

1. 日本語動詞の活用

　日本語動詞の活用においては，語幹に過去／否定／可能／丁寧／仮定／受身／使役／願望などを表す多彩な形態素が後続（膠着）する。語幹との接続部は後続形態素ごとに固有の活用形が多種あり（例，練った／練らない／練れる／練ります／練れば／練られる／練らせる／練りたい…），複雑である。また，「走ら-せ-られ-たく-なかっ-た-らしい」のように，動詞の語幹の後に連続的に助動詞が後続することが可能で，それぞれの助動詞の接合部で活用が生じる。この例は文中では述語となるが，さまざまな文法カテゴリー▶註6が現れている。

　動詞の種類は一般に五段，一段，変格動詞に分類される。全動詞のなかで約7割が五段，約3割が一段動詞であり，変格動詞は「する，くる」の2語である。伝統的な見方に基づけば，五段動詞の語幹末は子音（例，練る：ner-u）であるので「子音動詞」，一段動詞の語幹末は母音（例，寝る：ne-ru）であるので「母音動詞」と呼ばれることがある。五段動詞では，語幹末の音素と後続する形態素の種類により，音便化が起こることがある（例，練る→練った／書く→書いた／遊ぶ→遊んだ）。一段動詞では音便化は起こらない（例，寝る→寝た／着る→着た）。基本形の語末が/-iru, -eru/の動詞は，五段動詞（例，切る，練る）と一段動詞（例，着る，寝る）が存在するので，意味による単語の同定が必要となる。

註6　文法カテゴリー
述語にはさまざまな文法カテゴリーが現れる。「走ら-せ-られ-たく-なかっ-た-らしい」では，動詞に後続する助動詞に現れている文法カテゴリーは以下のようになる。述語における文法カテゴリーの現れる位置関係は，ヴォイス - アスペクト - 肯否 - テンス - モダリティの順が基本とされる。
　「せ」──▶ヴォイス（使役）
　「られ」──▶ヴォイス（受身）
　「たく」──▶ヴォイス（願望）
　「なかっ」─▶肯否
　「た」──▶テンス
　「らしい」─▶モダリティ（証拠性判断）

2. 二重機構仮説に基づく研究

　上で述べたように，日本語の動詞活用は英語と異なる点が多く複雑である。伝統的な言語観をもつ研究者は，日本語の動詞活用における「規則」を探すことに傾倒しているようにみえる。

　上野[35, 36]，小林ら[37]はいずれも若年健常者を対象に動詞活用実験を行っているが，刺激語として用いたのは基本形の語末が/-iru，-eru/ではない五段の新造（非語）動詞で，実在語については検討していない。

　上野[35, 36]は，基本形から過去形を生成させる課題（例，やてむ→やてんだ）と，非語動詞の基本形を提示し，5肢選択で正しい過去形を選択させる課題（例，やてむ→やてむた/やてむだ/やてんた/やてんだ/やてみた）を行った。上野は，先行研究[38]と同様に非語動詞の過去形生成で誤反応が多いこと，生成課題より選択課題で正答率が高いことなどから，五段非語動詞の過去形形成（上野の用語ではタ形生成）は，規則の習得によるとする説明は「はなはだ疑問だと断ぜざるをえない[36]（p.105）」としている。それにもかかわらず上野[36]は，五段動詞のタ形生成における9種の「余剰規則」を仮定し，動詞活用における規則を説明しようとしているようにみえる。

　小林ら[37]は非語動詞の基本形（例，かぬく）を音声で提示した後，文字で提示された過去形（例，かぬいた）または願望形（例，かぬきたい）の正誤判断課題と，文字で提示された非語動詞の基本形を空欄に合うよう活用させて発話させる課題（例，「昨日，3回（　　　）。」「明日も（　　　）たい。」）を行った。課題に用いられたのは五段非語動詞なので，過去形の語尾は語幹末子音により/-ita，-Qta，-Nda，-ida/のように異なる音韻変化を起こす。他方，願望形ではどの動詞も音韻変化は起こらず語幹末子音に/-itai/を付加した形になる。両課題で願望形は過去形より正答率が高かったという結果から，小林ら[37]は願望形が規則活用，過去形が不規則活用とする。また，過去形でみられた基本形の語幹末子音による正答率のばらつきの存在も不規則活用であることの理由としている。

小林ら[37]の研究は，二重機構仮説に基づいているが，前述した数々の英語動詞活用研究では過去形という1種類の活用形の生成/語彙判断における二重機構を仮定しているのに対し，過去形と願望形という，2種類の異なる活用形の比較を行い，英語にたとえるなら，過去形生成は不規則活用，現在進行形生成は規則活用と分類しているようなことになってしまっている。さらに，文字提示した文の空欄を埋めて発話させる課題では，願望を表す語尾の「たい」を提示したが，過去を表す語尾は提示していない。前述のように，過去形の語尾は語幹末子音により異なるので，文字提示すると活用のヒントになるので避けたのだと推測するが，願望形と過去形で実験の条件が異なっている点も指摘しておきたい。

　上野[35,36]，小林ら[37]の研究は，もっぱら日本語動詞活用における規則を見出すことに囚われているようにもみえ，本稿で注目する動詞活用にみられる現象の背景にあるメカニズムを探る視点からは逸れているように思われる。

　日本語と同じく膠着語に分類されるハンガリー語は，日本語同様，複雑な活用体系をもつようである。Nemethら[39]はハンガリー語の動詞と名詞の活用実験を行い，二重機構仮説が膠着語や屈折語という言語類型を超えて共通の基盤となると述べているが，単一機構仮説による説明の可能性も否定していない。

3. 単一機構仮説に基づく研究

　日本語動詞活用に関して単一機構仮説に基づく研究として，伏見ら[40]と渡辺ら[41]がある。いずれも「活用一貫性」を導入している。

　伏見ら[40]は活用一貫性を以下のように定義した。基本形の語末から二拍目の母音を基準母音，語末拍の子音を基準子音とし，基準母音が/a, o, u/なら一貫して（consistent）五段活用，/i, e/なら五段または一段で一貫しない（inconsistent）。基準子音が/r/以外なら一貫して五段，/r/の場合は五段か一段となる。例えば「遊ぶ」/as**ob**u/の場合は基準母音が/o/なので，「一貫」，基準子音は/b/なのでやはり「一貫」で，このタイプの動詞を基準母音，基準子音ともconsistentであることをCで示し，

CC動詞と呼ぶ。「焦る，焦げる」/aseru, kogeru/はどちらも基準母音が/e/，基準子音が/r/であるが，「焦る」は五段動詞，「焦げる」は一段動詞で活用が一貫しない。これらは基準母音，基準子音ともinconsistentであることをIで表し，II動詞と分類される。基準母音，基準子音の両方，ないしどちらか一方が一貫であるCC，CI，IC動詞は，すべて五段活用する。一方で，基準母音と基準子音がどちらも「非一貫」のII動詞は五段，一段のどちらの可能性もあり，単語（意味）の同定が必要となる。伏見ら[40]は健常者を対象に実在動詞と非語動詞の活用実験を行い，実在動詞でRTがCC＜CI＜II，一段となり，一貫性が低くなるにつれ活用に時間がかかる一貫性効果を示し，日本語動詞活用においても単一機構仮説を支持する結果としている。

　伏見ら[40]の研究は，単一機構仮説の立場から日本語の動詞活用を検討したおそらく最初の研究であり，いろいろな面で有益な示唆を与えてくれるが，再検討を要する点もある。刺激語はカタカナで提示されたが，非語動詞と実在動詞では異なる一貫性効果がみられた（未公開データ）。また，基本形を提示して過去形（タ形）にする，丁寧形（マス形）にする，否定形（ナイ形）にする，という3種類の異なる活用課題を行い，活用が複雑な過去形のRTが長く，活用が簡単な丁寧形，否定形のRTが短かったが，これらの反応をまとめて分析している。これは，英語の場合でたとえれば，基本形から過去形，現在進行形，三人称単数現在形を生成させる3課題を行い，反応をまとめて分析しているような状態といえる。過去形は不規則でも現在進行形はほぼ規則的，三人称単数現在形はまれに不規則なことがある（例，"give" → ^{I}gave－^{R}giving－^{R}gives；"say" → ^{I}said－^{R}saying－^{I}says），（左肩の添字Rは規則活用，Iは不規則活用を表す）。

　渡辺ら[41]は，過去形生成の一貫性に関し異なる分類法を用いた。日本語話者にとって，「走る」などの基本形の語末拍の同定は容易だが，語末拍の子音とその前の母音の同定は簡単ではない[42]。そこで動詞を語末音素ではなく語末拍で分類し，各群の動詞数，すなわちタイプ頻度と活用一貫性を調べた。基本形の語末拍が「す」および「む/ぶ/ぬ」であ

る動詞はそれぞれの活用パタンが一貫している。「す」動詞は「足す→足した」のように語末拍がすべて「-す→-し」になる。「す」動詞の語数，つまりタイプ頻度は677語である。「む/ぶ/ぬ」動詞では「噛む/飛ぶ→噛んだ/飛んだ」と活用し一貫している。タイプ頻度は365語である。その他にも「う」「つ」動詞（例，買う/勝つ→買った/勝った）もそれぞれ一貫しており，タイプ頻度は240，91語である。一方，「る」動詞には3種類の活用パタンがあり一貫していない。例えば「帰る」「食べる」「する」はそれぞれ五段，一段，変格動詞であり，「帰る→帰った」「食べる→食べた」「する→した」と活用する。タイプ頻度は順に，855，1,375，2語である。「く/ぐ」動詞ではイ音便化が起こり（例，聞く/嗅ぐ→聞いた/嗅いだ），タイプ頻度は417語である。しかし唯一だが「行く→行った」という例外がある。

　動詞のカタカナによる提示も検討を要する。動詞の表記には，漢字＋ひらがな（食べる），ひらがなのみ（ずれる），カタカナ＋ひらがな（ググる）があり，文字種により文字認知に要する時間が異なると推測される。日本語ならではの問題である。これを回避するため，伏見ら[40]は刺激語をカタカナ書きの同音疑似語にした。妙案にも思えるが，課題が難しくなるので，いろいろな効果が出やすくなる可能性もあり，特に非語動詞課題は非常に難しく感じる。伏見らの結果でも非語課題の誤答率が40％を超える場合があり，また実在/非語動詞の結果は再現性に欠ける傾向があった（未発表データ）。

　渡辺ら[41]は，伏見らの実験を参考に，健常者を対象として動詞の活用一貫性とタイプ頻度に着目し，実在動詞と非語動詞の過去形生成実験を行った。実在動詞については，一貫語として「す」動詞と「む/ぶ/ぬ」動詞（タイプ頻度は677 vs. 365），非一貫語として一段，五段の「る」動詞を選んだ（タイプ頻度は1,375 vs. 855）。意味の関与を調べるため，3拍実在動詞の語頭に1拍を付して非語動詞を作り，さらにその非語動詞の拍を入れ替えたものも作った。前者は元の語を連想しやすい近非語，後者は連想しにくい遠非語である。刺激は，動詞基本形とし，カタカナ呈示と，より自然と思われる音声提示とした。

実験に用いた実在動詞は拍数，頻度，心像性，親密度をマッチさせ，①活用一貫性，②タイプ頻度が与える影響を検討し，非語動詞では①②に加え，③元の語の連想しやすさによる成績差を検討した。

　動詞をカタカナで提示した実験では，単語は非語よりRTが短い語彙性効果が見られたが，活用タイプによる違いはみられなかった。非語動詞では元の語の連想しやすさ，活用タイプによる違いはなかった。カタカナ表記は難しすぎたためと思われた。

　これに対して刺激語の提示法がより自然と思われる音声による提示の実験では，語彙性効果，一貫性効果が示された。活用が一貫しない動詞では，異なる活用形をもつ敵からの邪魔が入り，RTが長くなったと思われる。非語動詞においては，一貫動詞のうち同じ活用形をもつ実在動詞数が多いもののほうがRTが短いという，タイプ頻度効果が得られた。同じ活用タイプの動詞の数が多いほど学習回数が多いので，活用効率が高いと考えられる。日本語の動詞の過去形生成はほぼすべてが規則的であるが，必ずしも一貫してはいない。語彙性効果，一貫性効果，タイプ頻度効果がみられたことは，単一機構仮説による説明は可能だが，規則とレキシコンからなる二重機構仮説では説明困難であることを示す。

3. 過去形生成は形から？　それとも意味から？

　動詞の過去形生成のメカニズムに関して，相対する2つの仮説に基づく日英語の研究をみてきた。仮説を検証する実験では多くの場合，動詞の基本形を文字あるいは音声で提示して過去形を発話してもらう方法や，現在形（基本形）を含む文を提示後，過去形で文を補完する方法がとられている。英語に関して言語習得過程にある子どもや脳損傷者の自発話で不規則動詞の基本形に -ed を付けて過去形にする誤り（規則化）は，会話中に相手の発話に基本形が出てきた比較的すぐ後によく出現することが報告されていることから[43,44]，基本形を提示して過去形を生成させる方法は，不適切に規則化してしまう誤りを誘発しやすいのではないかとの見解もある[43,45~47]。

われわれは過去の出来事を話す場合,まず動詞の基本形を検索し,それを過去形にしているのだろうか。Woollamsら[23]は,基本形からではなく,動作絵を用いることで意味から過去形を生成させたところ,基本形の提示でみられていた規則性効果が消失することを,健常者対象の実験,および単一機構仮説に基づくシミュレーションで示している。もし,過去形生成に際して基本形の検索が必要ならば,従来の実験手続きのように基本形から過去形を生成しても,動作絵(意味)から生成しても,同様に規則性効果が認められるはずである。しかし結果は異なり,意味からの過去形生成では規則性効果が消失した。この結果についてWoollamsらは,動作絵の意味表象が過去の概念と結びつくと,過去形の音韻出力表象が直接活性化されるため,規則語と不規則語の過去形生成の成績に違いは生じない,つまり意味からの過去形生成,あるいはより自然な状況における過去形生成では基本形の音韻検索が必要ないと解釈している。基本形から過去形を生成する課題は必ずしも日常生活での発話行動を描写しているとは限らないことに気付かされる研究である。

4. まとめ

近年の認知神経心理学ないし認知神経科学における異なる2つの言語観と,それらに基づく文レベルと,文のなかで重要な役割を果たす動詞の活用に関する研究を概観した。

これらの他にも,伝統的な立場からは,言語能力そのものより言語運用に密接にかかわるワーキング・メモリに関して,実行制御,競合情報の抑制,ワーキング・メモリの情報更新などの影響を調べる研究[48〜51]や介入研究では,あいまい文の処理における実行制御機能の訓練効果を検討したもの[52]などがある。コネクショニスト・アプローチに立つ研究では,言語機能にかかわる流暢性,意味/実行機能,音韻などの要素に着目し,これらは同時進行で回復するのではなく,多次元的に独立に回復することを示した研究[53]などがあるが,いずれも紙幅の関係で割愛した。

Reference

1) Pinker S, Ullman MT : The past and future of the past tense. Trends Cogn Sci, 6 : 456-463, 2002.
2) Seidenberg MS, Plaut DC : Quasiregularity and its discontents : the legacy of the past tense debate. Cogn Sci, 38 : 1190-1228, 2014.
3) 渡辺眞澄：失語症者に対する文法（レキシカル，統語，形態，音韻）障害の訓練の進め方について教えて下さい．失語症Q & A ―検査の見方とリハビリテーション―（種村　純，編著）．新興医学出版社，東京，2013.
4) 渡辺眞澄：言語・コミュニケーション行動の分析方法（音声学・言語学）．やさしく学べる言語聴覚障害入門（熊倉勇実，種村　純，編著）．永井書店，大阪，2011.
5) Grodzinsky Y : Language deficit and the theory of syntax. Brain Lang, 27, 135-159 : 1986.
6) Grodzinsky Y : A restrictive theory of agrammatic comprehension. Brain Lang, 50 : 27-51, 1995.
7) Friedmann N, Grodzinsky Y : Tense and agreement in agrammatic production : pruning the syntactic tree. Brain Lang, 56 : 97-425, 1997.
8) Burchert F, Swoboda-Moll M, De Bleser R : The left periphery in agrammatic clausal representations : evidence from German. J Neurolinguistics, 18 : 67-88, 2005.
9) Hagiwara H : The breakdown of Japanese passive and theta-role assignment principle by Broca's aphasia. Brain Lang, 45 : 318-339, 1993.
10) Bastiaanse R, van Zonneveld R : Sentence production with verbs of alternating transitivity in agrammatic Broca's aphasia. J Neurolinguistics, 18 : 57-66, 2005.
11) Thompson CK, Shapiro LP, Kiran S, et al. : The role of syntactic complexity in treatment of sentence deficits in agrammatic aphasia : the complexity account of treatment efficacy (CATE). J Speech Lang Hear Res, 46 : 591-607, 2003.
12) Hagiwara H : The breakdown of functional categories and the economy of derivation. Brain Lang, 50 : 92-116, 1995.
13) 萩原裕子：失文法の障害に反映される言語の階層構造．失語症研究，20 : 184-193, 2000.
14) 渡辺眞澄：統語訓練の最近の動向．よくわかる失語症セラピーと認知リハビリテーション（鹿島晴雄，大東祥孝，種村　純，編）．永井書店，大阪，2008.
15) 渡辺真澄，筧　一彦，伊藤友彦，ほか：失文法における統語と形態の障害メカニズム．よくわかる失語症と高次脳機能障害（鹿島晴雄，種村　純，編）．永井書店，大阪，2003.
16) Roland D, Dick F, Elman JL : Frequency of basic English grammatical structures : a corpus analysis. J Mem Lang, 57 : 348-379, 2007.
17) Gahl S, Menn L : Usage-based approaches to aphasia. Aphasiology, 30 : 1361-

1377, 2016.
18) Rohde DLT, Plaut DC : Connectionist models of language processing. Cogn Studies, 10 : 10-28, 2003.
19) Elman J : Finding structure in time. Cogn Sci, 14 : 179-211, 1990.
20) Frost R, Armstrong BC, Christiansen MH : Statistical learning research : a critical review and possible new directions. Psychol Bull, 145 : 1128-1153, 2019.
21) Prasada S, Pinker S, Snyder W : Some evidence that irregular forms are retrieved from memory but regular forms are rule generated. In : Paper presented at the 31st annual meeting of the Psychonomic Society. New Orleans, 1990.
22) Seidenberg MS, Bruck M : Consistency effects in the generation of past-tense morphology. In : Paper presented at the 31st annual meeting of the Psychonomic Society. New Orleans, 1990.
23) Woollams AM, Joanisse M, Patterson K : Past-tense generation from form versus meaning : behavioural data and simulation evidence. J Mem Language, 61 : 55-76, 2009.
24) Ullman MT, Corkin S, Coppola M, et al. : A neural dissociation within language : evidence that the mental dictionary is part of declarative memory and that grammatical rules are processed by the procedural system. J Cogn Neurosci, 9 : 266-276, 1997.
25) Ullman MT : The declarative/procedural model of lexicon and grammar. J Psychol Res, 30 : 37-69, 2001.
26) Ullman MT : Contributions of memory circuits to language : the declarative/procedural model. Cognition, 92 : 231-270, 2004.
27) Marslen-Wilson WD, Tyler LK : Dissociating types of mental computation. Nature, 387 : 592-594, 1997.
28) Tyler LK, deMornay-Davies P, Anokhina R, et al. : Dissociations in processing past tense morphology : neuropathology and behavioral studies. J Cogn Neurosci, 14 : 79-94, 2002.
29) Bird H, Lambon Ralph MA, Seidenberg MS, et al. : Deficits in phonology and past-tense morphology : What's the connection? J Mem Lang, 48 : 502-526, 2003.
30) Joanisse MF, Seidenberg MS : Impairments in verb morphology after brain injury : a connectionist model. Proc Natl Acad Sci USA, 96 : 7592-7597, 1999.
31) Pinker S : Words and rules : the ingredients of language. Basic Books, New York, 1999.
32) McClelland JL, Patterson K : Rules or connections in past-tense inflections : What does the evidence rule out? Trends Cogn Sci, 6 : 465-472, 2002.
33) Bybee JL, Moder CL : Morphological classes as natural categories. Language, 59 : 251-270, 1983.

34) Seidenberg MS : Connectionism without tears. In : Connectionism : theory and practice (ed Davis S). Oxford University Press, London, 1992.
35) 上野義雄：日本語形態論詩論（その3）. 大妻レヴュー, 32：87-97, 1999.
36) 上野義雄：現代日本語の文法構造 形態論編. 早稲田大学出版部, 東京, 2006.
37) 小林由紀, 杉岡洋子, 伊藤たかね：日本語新規動詞の活用―音便の有無および語幹末子音による比較―. 日本言語学会第159回大会予稿集. pp.458-464, 2019.
38) Vance TJ : An introduction to Japanese phonology. State University of New York Press, Albany, 1987.
39) Nemeth D, Janacsek K, Turi Z, et al. : The production of nominal and verbal inflection in an agglutinative language : evidence from Hungarian. PLoS ONE, 10 : e0119003, 2015.
40) 伏見貴夫, Karalyn Patterson, 伊集院睦雄, ほか：動詞活用における活用型一貫性の効果. 第5回認知神経心理学研究会予稿集. 2002.
41) 渡辺眞澄, 西河杏莉, 仁井山志穂, ほか：日本語の動詞活用に関する基礎的研究. 高次脳機能研究, 41：92, 2021.
42) Kureta Y, Fushimi T, Tatsumi IF : The functional unit in phonological encoding : evidence for moraic representation in native Japanese speakers. J Exp Psychology : Learning, Memory, and Cognition, 32 : 1102-1119, 2006.
43) Marcus GF, Pinker S, Ullman M, et al. : Overregularization in language acquisition. Monogr Soc Res Child Dev, 57 : 1-182, 1992.
44) Patterson K, Lambon Ralph MA, Hodges JR, et al. : Deficits in irregular past-tense verb morphology associated with degraded semantic knowledge. Neuropsychologia, 39 : 709-724, 2001.
45) Okrent A : From meaning to words : an investigation of past tense verb inflection in English comparing a form to form mapping task with a meaning to form mapping task. Unpublished Doctoral thesis, University of Chicago, 2004. http://arikaokrent.com/wp-content/uploads/2021/04/okrentthesis.pdf（参照2023. 5. 8）
46) Ramscar M : The role of meaning in inflection : Why the past tense does not require a rule. Cogn Psychol, 45 : 45-94, 2002.
47) Stemberger JP : Phonological priming and irregular past. J Mem Lang, 50 : 82-95, 2004.
48) Fedorenko E, Blank IA : Broca's area is not a natural kind. Trends Cogn Sci, 24 : 270-284, 2020.
49) Fedorenko E, Duncan J, Kanwisher N : Language-selective and domain-general regions lie side by side within Broca's area. Curr Biol, 22 : 2059-2062, 2012.
50) Federmeier KD, Jongman SR, Szewczyk JM : Examining the role of general cognitive skills in language processing : a window into complex cognition. Curr Dir Psychol Sci, 29 : 575-582, 2020.

51) Sahin NT, Pinker S, Halgren E : Abstract grammatical processing of nouns and verbs in Broca's area : evidence from fMRI. Cortex, 42 : 540-562, 2006.
52) Hussey EK, Novick JM : The benefits of executive control training and the implications for language processing. Front Psychol, 21 : 158, 2012.
53) Stefaniak JD, Geranmayeh F, Lambon Ralph MA : The multidimensional nature of aphasia recovery post-stroke. Brain, 145 : 1354-1367, 2022.

Chapter 2　各種神経心理症状の認知神経心理学的分析

Topics

認知神経心理学的評価法
－SALA失語症検査－

愛知淑徳大学健康医療科学部　吉田　敬
元・上智大学大学院言語聴覚研究コース　長塚　紀子

臨床に役立つ　ワンポイントアドバイス

　認知神経心理学的評価法を用いて評価する目的は，障害されている処理要素と保たれている処理要素を明らかにし，それらがどのように相互作用して症状のパターンになっているか示すことである．SALA失語症検査は40の下位テスト（掘り下げ検査）からなる．SLTAなどの総合的検査に基づき症状を引き起こしている背景となる障害について仮説を立て，関連するSALA失語症検査の下位テストを施行し，仮説の妥当性について検証する．障害された処理要素の同定のためには，①複数の下位テストを施行し，それらの結果を比較する，②心理言語学的変数の影響をみる，③誤りの種類に着目することが重要である．

Key word

認知神経心理学的評価法：認知神経心理学的モデルに基づき，複数のテストを仮説検証的に施行して，障害された処理要素を明らかにする．
心理言語学的変数：単語を処理する際の心的過程に影響を及ぼすと考えられる変数．単語の親密度（頻度），心像性，長さ（モーラ数），語彙性，表記文字タイプなど．
誤答の分析：理解課題では選択肢の種類に，表出課題では反応の誤りの種類に着目し，誤答を質的に分析する．

　言語の認知神経心理学的評価法では，脳損傷によって引き起こされる障害を，認知神経心理学的アプローチにおける健常者の情報処理モデルに照らし合わせて説明しようとする．単語の情報処理モデルは複数あるが，日常臨床ではロゴジェン・モデルに基づいた評価法を利用する場面が多い．1992年に英国で出版された『PALPA：Psycholinguistic Assessments of Language Processing in Aphasia』（以下，PALPA）[1]は失語症の臨床と研究に大きく貢献した．本邦でも初の認知神経心理学的評価法として2000年に単語の理解と産生に焦点を当てた『失語症語彙検査』

（TLPA：Test of Lexical Processing in Aphasia）[2] が発行された[註1]。本稿では2004年に出版された『SALA失語症検査—Sophia Analysis of Language in Aphasia—』（以下，SALA）[5] について説明する。評価に関する基本的な考えや評価の具体的な方法などについて述べる。なお，SALAは文レベルの検査を含んでいるが，ここでは単語レベルの処理に限って解説する。

1. SALAの概要

SALAはPALPAのテスト構成や，それまでの国内外の臨床・研究実績を参考にして開発され，そのなかで日本語の文字タイプの特徴を加味したモデルが発表された（図）。40の下位テストからなり（表），聞く，話す，読む，書くの4つの言語モダリティを扱う。下位テストの名称に付けられた記号が検査領域を表している。すなわち，AC（auditory comprehension）：聴覚的理解，VC（visual comprehension）：視覚的理解（読解），PR（production）：産生（呼称・書称），R（repetition）：復唱，OR（oral reading）：音読，D（dictation）：書取，である。マニュアルには，SALAのモデル内で各テストがどのような情報処理経路を経ているか示されている。

図のSALAのモデルでは，図の中央にどのモダリティにも属さない「意味システム」が存在し，意味ある単語の処理はすべてここを介すると考える。左上に音声言語の（聴覚）入力，左下は発話の表出，右上が文字言語の（視覚）入力，右下が書字の表出のプロセスを示している。各モダリティに1つずつある「レキシコン」には個々人のもっている語彙がすべて貯蔵されていると考える。「レキシコン」は「（心的）辞書」と訳さ

註1　失語症語彙検査（TLPA）
ロゴジェンモデルを前提とした評価法には，英国ではPALPA以外にもCAT（Comprehensive Aphasia Test）[3] がよく使われている。本邦では，失語症語彙検査（TLPA）から始まり，現在も，日本版CAT（JCAT）[4] など複数の評価法開発プロジェクトが進行中である。

れることが多いが，私たちが思い浮かべる「辞書」とは異なり，語彙項目（音声ないし文字形式）のみ貯蔵されている。一方，語彙の意味は「意味システム」に貯蔵されている。

　文字の入出力経路には日本語の漢字，カタカナ，ひらがなの3つの文字タイプについて，それぞれ別個に操作され得ることを示している。文字入力・出力レキシコンには，単語が通常書かれる文字タイプで（例えば「しんぶん」ではなく「新聞」として）リストされているであろうことや，カタカナはひらがなとは異なる振る舞いをする可能性なども想定されている。

　また，非語の処理は非語彙経路（「音韻入出力変換」「文字－音韻変換」

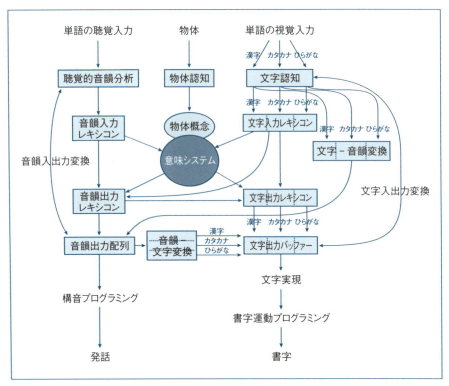

図▶ SALAのモデル（単語の情報処理モデル）

（藤林眞理子，長塚紀子，吉田　敬，ほか：SALA失語症検査—Sophia Analysis of Language in Aphasia—．エスコアール，千葉，pp. 31, 2004.[5]より改変）

表 ▶ SALAの下位テスト

◆AC : Auditory Comprehension 聴覚的理解		◆VC : Visual Comprehension 視覚的理解（読解）	
AC1	聴覚的異同弁別-2モーラ無意味語	VC10(1)	ひらがな-カタカナ マッチング
		VC10(2)	カタカナ-ひらがな マッチング
AC2(1)	聴覚的異同弁別-2モーラ語	VC11	漢字判断
AC2(2)	聴覚的アクセント異同弁別	VC12	語彙性判断（漢字）
AC3	語彙性判断（聴覚呈示）	VC13	語彙性判断（ひらがな・カタカナ・漢字）
AC4	名詞の聴覚的理解	VC14	名詞の読解
AC5	動詞の聴覚的理解	VC15	動詞の読解
AC6	名詞の類似性判断（聴覚呈示）	VC16	名詞の類似性判断（視覚呈示）
AC7	動詞の類似性判断（聴覚呈示）	VC17	動詞の類似性判断（視覚呈示）
AC8(1)	文の聴覚的理解	VC18(1)	文の読解
AC8(2)	位置関係を表す文の聴覚的理解	VC18(2)	位置関係を表す文の読解
AC9	助詞の聴覚的理解	VC19	同音異義語の読解

◆PR : Production 産生		◆R : Repetition 復唱	
PR20	呼称Ⅰ（親密度）	R29	単語の復唱Ⅰ（心像性×頻度）
PR21	動詞の産生（発語）	R30	単語の復唱Ⅱ（モーラ数）
PR22	書称Ⅰ（親密度）	R31	無意味語の復唱
PR23	動詞の産生（書字）	R32	数詞の短期記憶（復唱）
PR24	呼称Ⅱ（モーラ数）	R33	数詞の短期記憶（指さし）
PR25	書称Ⅱ（表記タイプ×モーラ数）	◆OR : Oral Reading 音読	
PR26	同音異義語の判断	OR34	単語の音読Ⅰ-漢字（心像性×頻度）
PR27	文の産生	OR35	単語の音読Ⅱ（表記タイプ×モーラ数）
PR28	助詞の産生	OR36	単語の音読Ⅲ-漢字（一貫性）
		OR37	無意味語の音読
		◆D : Dictation 書取	
		D38	単語の書取Ⅰ-漢字（心像性×頻度）
		D39	単語の書取Ⅱ（表記タイプ×モーラ数）
		D40	無意味語の書取

（藤林眞理子，長塚紀子，吉田　敬，ほか：SALA失語症検査─Sophia Analysis of Language in Aphasia─．エスコアール，千葉，2004 [5] より）

「音韻-文字変換」など）を介すると考えられている。なお，音読に関してはSALAのモデルのなかに「二重経路モデル」がそのまま埋め込まれているので，その解説[6]をぜひ参考にされたい。

40の下位テストのなかには，単語の親密度/頻度や心像性などの心理言語学的変数（後述）を統制しているものが多い。それらの変数の影響をみることは，症状分析の重要なポイントの1つである。

2. 評価に関する基本的な考え

　SALAを用いて評価する目的は、障害されている処理要素（過程）と保たれている（もしくは相対的に障害が軽い）処理要素（過程）を明らかにし、それらの要素がどのように相互作用して症状（現象）を起こしているのかを推測または判断することである。SALAは言語症状を包括的に評価できる内容を備えているが、『標準失語症検査（SLTA）』や『WAB失語症検査』のような「総合的検査」とは異なり、すべてのテストを1人の被検者に実施することを前提としていない。つまり、掘り下げ検査（deep test）の集まりである。実際の臨床場面では、総合的検査や観察に基づき患者の言語症状を大枠でつかんだ後、障害像を詳細に理解し訓練計画を綿密にするため、さらには訓練効果を確認する手段として、適当な下位テストを選んで実施する。

3. 評価の方法

　症状を引き起こしている背景となる障害について仮説を立て、関連する下位テストを選択して施行する。SALAを用いて評価することで仮説の妥当性について検証する。そのためには、通常、複数のテストを施行し、障害された処理要素の同定を試みる。

❶ 複数の下位テストを施行し、結果を比較

　モデルのなかで「箱」や「矢印」で示されている処理要素のうち1つだけが著しく壊れている、ということは多くない。調べたい言語機能の要素（箱や矢印）がはじめから明確になっている場合は、その要素をピンポイントに検査する下位テストを施行することから始めても良いが、1つのテストの結果だけでは結論が出ないことが多い。通常は下位テストを複数施行し、それらの成績を比較することで障害された処理要素を判断する。その際、同一モダリティ内の複数のテストの結果を比較する方法と、異なるモダリティ間で要素を共有する複数のテストの結果を比較する方法がある。

1. 同一モダリティ内の下位テスト結果を比較

　同一モダリティ内の複数のテスト結果を比較するには，まず，調べたいモダリティの経路全体の処理要素を必要とするテストから施行するという方法がある．例えば，聴覚的理解を確認したい場合は，聴覚入力経路の要素をすべて使う比較的「難しい」テスト（「名詞の類似性判断」（AC6），心像性の低い単語も含めた類似性判断課題）から施行する．このテストの結果が健常域内であれば，「聴覚的音韻分析」「音韻入力レキシコン」「意味システム」のいずれもおおむね保たれていると考えられ，聴覚入力に関するこれ以上詳細な下位テストを行う必要性は低い．逆に成績が低下していた場合は，新たに「意味システム」より手前の処理過程（「聴覚的音韻分析」や「音韻入力レキシコン」）の状態を「聴覚的異同弁別（AC1）」・「語彙性判断（AC3）」などで検査する．ただし，「意味の類似性判断（AC6など）」という課題が被検者によっては難しすぎる場合もあり，その場合には「名詞の聴覚的理解（AC4）」（単語と絵のマッチング）から始め，失敗体験を必要以上に与えない配慮も必要である．

　Franklin[7]は，理論上かつ症例のエビデンスから，聴覚的理解の最初の処理要素「聴覚的音韻分析」に不具合があれば，そこから先への情報の流れが滞っている状態であることを示した．SALAに置き換えれば，「聴覚的異同弁別（AC1）」は当然のこと，「語彙性判断（AC3）」「名詞の聴覚的理解（AC4）」「名詞の類似性判断（AC6）」のいずれの成績も低下することが示唆される．例えばAC3のみ施行し成績低下がみられた場合，その責任モジュール（箱）の「音韻入力レキシコン」が障害されている，とは結論づけられない理由がここにある．手前の処理に障害がある可能性があるからである．AC1の成績は良好であるが，AC3, AC4, AC6では成績の低下がみられる場合は，2番目の処理要素（箱）である「音韻入力レキシコン」に主たる障害があると推測される．

2. 異なるモダリティ間で処理要素を共有する下位テスト結果を比較

　処理要素を共有する複数のモダリティでのテストを施行してみる．もし双方のテストで成績が低下していれば，共有する処理要素の障害が示唆される．例えば，聴覚的理解の下位テストの結果「意味システム」の

障害が疑われた場合（AC1, AC3の成績が良好である一方で, AC4, AC6の成績が不良），読解の下位テスト（VC14, VC16），さらに産出の下位テストである呼称・書称（PR20, PR22）など，異なるモダリティで「意味システム」を介する課題においても同様の成績低下がみられることが予想される[8]。また，呼称（PR24），単語の復唱（R29, R30），無意味語の復唱（R31），音読（特にOR35, OR37）など，語の長さを変数としている課題で類似の誤り（音韻的誤りかつ語長効果）がある場合は，非語（無意味語）の処理も含めこれらの検査で共有する処理要素である「音韻出力配列」に不具合があることの重要なエビデンスとなる。

❷ 心理言語学的変数の影響

心理言語学的変数の効果（影響）の有無により，障害された処理要素をある程度推測することができる。例えば，単語の親密度[註2]が検査結果に影響を与えている（低親密/低頻度語のほうが高親密/高頻度語より成績が低い）場合はレキシコンの障害が疑われる。心像性[註3]効果（低心像語のほうが高心像語より成績が低い）は意味システムの障害を，口頭表出における語長効果（モーラ数の多い語のほうが少ない語より成績が低い）は音韻出力配列の障害をそれぞれ示唆する。語彙性[註4]に関しては，復唱（R31）・音読（OR37）・書取（D40）で非語を用いているので，非語彙経路が健全であるかどうか確認できる。

❸ 誤りの種類に着目

反応の誤りを質的に分析することは，特に表出課題で力を発揮する。口頭表出における意味的誤りは，まずは意味システムに機能低下がある

註2　親密度
親しみの尺度。評定結果に基づき，算出した指標。使用「頻度」と強い相関がある。

註3　心像性
視覚などの心的イメージをどの程度呼び起こすかに関する尺度。評定結果に基づき，算出した指標。

註4　語彙性
音韻列（文字列）が語彙として実在するかどうかということ。

ことを示唆していると考える。喚語困難は音韻出力レキシコン（あるいは意味システムから音韻出力レキシコンへのアクセス）の障害を，音韻的誤りは音韻出力レキシコンか音韻出力配列の障害を示唆する[9]。

　理解課題においては，課題の作り方によってある程度評価することができる。例えば，単語と絵のマッチング課題で，正答となる選択肢と意味的に類似しているディストラクター[註5]と類似していないディストラクターを用いた場合（AC4，AC5など），誤答が意味的ディストラクターの選択に偏ることが確認できれば，意味システムの障害が疑われる。

　以上，障害を受けた処理要素を同定する方法について述べたが，これらの方法を単独で用いるのではなく，複数の方法によって導かれた結果を統合して考慮することが重要である。例えば，意味システムの障害が疑われる場合，下記の特徴が出揃うことが想定できる。

①複数の下位テストを施行し，結果を比較
　理解・表出課題，音声・文字課題を問わず意味システムを介するテストの成績低下がみられる。

②心理言語学的変数の影響
　理解・表出課題ともに心像性の影響がみられる。

③誤りの種類に着目
　表出課題では意味性錯語がみられる。理解課題では意味的に関連のあるディストラクターの影響を受ける。

　また，症状の特徴が特定の処理要素の障害と必ずしも一対一に対応するとは限らないことにも注意したい。上記の通り，意味システムの障害で意味的な誤りが生じると言われているが，表出時の出力レキシコンへのアクセスの障害によっても生じ得るという[10]。この場合，意味シス

註5　ディストラクター
正答以外の選択肢。正答に意味・音韻などが類似した紛らわしいディストラクターを使い，分析に役立てる。

テム自体の障害と異なり，理解課題での成績低下はみられない。つまり，ある症状（現象）を引き起こす原因は複数あり得る。より正確な判定のために，複数の側面から検討することが重要である。

4. 訓練に向けて

臨床現場において，SLTAのプロフィールが類似していても，その症状の背景にある障害が多様であることを経験する。このような場合の障害同定にSALAが役立つことがある。ただ，SALAで責任モジュールを推測できても，訓練内容に悩むことは多い。試行錯誤しながら課題を考えて訓練を実施し，検証を重ねていくことになる。既存の訓練課題を大いに利用してよいが，なぜその課題を使って訓練するのか，明確な目標をもって目前の失語症状を抱える人とかかわってほしい。個々の具体的な訓練課題については包括的に解説した成書[9]もあるので参考にされたい。認知神経心理学的アプローチを失語症評価と訓練で実践し，さらに多くの臨床家の間で情報を共有していくことが大きな課題のひとつである。

References

1) Kay J, Lesser R, Coltheart M：PALPA：Psycholinguistic Assessments of Language Processing in Aphasia. Lawrence Erlbaum Associates, Hove, 1992.
2) 藤田郁代, 物井寿子, 奥平奈保子, ほか：失語症語彙検査—単語の情報処理の評価—. エスコアール, 千葉, 2000.
3) Swinburn K, Porter G, Howard D：Comprehensive Aphasia Test. Psychology Press, Hove, 2004.
4) 吉畑博代, 渡邊理恵, 杉山貴子, ほか：Comprehensive Aphasia Testの日本語版（JCAT）へのadaptationについて. 高次脳機能研究, 43：116, 2023.
5) 藤林眞理子, 長塚紀子, 吉田 敬, ほか：SALA失語症検査—Sophia Analysis of Language in Aphasia—. エスコアール, 千葉, 2004.
6) 伊集院睦雄：単語の読み書き障害への認知神経心理学的アプローチ. 言語コミュニケーション障害の新しい視点と介入理論（笹沼澄子, 編）. 医学書院, 東京, pp. 131-156, 2005.
7) Franklin S：Dissociations in auditory word comprehension：Evidence from nine fluent aphasic patients. Aphasiology, 3：189-207, 1989.

8) Hillis AE, Rapp B, Romani C, et al. : Selective impairment of semantics in lexical processing. Cogn Neuropsychol, 7 : 191-243, 1990.
9) Whitworth A, Webster J, Howard D : A cognitive neuropsychological approach to assessment and intervention in aphasia : A clinician's guide, 2nd edition. Psychology Press, Hove, 2014.（長塚紀子, 監訳, 荻野　恵, 山澤秀子, ほか訳：失語症臨床の認知神経心理学的アプローチ―評価とリハビリテーションのためのガイドブック―. 協同医書出版社, 東京, 2015）.
10) Caramazza A, Hillis AE : Where do semantic errors come from? Cortex, 26 : 95-122, 1990.

Chapter 3 認知神経心理学的アプローチによる言語訓練

1 失語症

NTT東日本関東病院リハビリテーション医療部　新貝　尚子

臨床に役立つ ワンポイントアドバイス

　認知神経心理学的アプローチによる言語訓練は，まず対象の患者について必要な精査を行い，言語処理経路のうち保たれている機能と障害されている機能を同定する。障害の部位や程度，広がりは個々の患者において異なるため，そこから障害機序を推察し，その患者に最もよい訓練法を選択することが大切である。訓練は，障害された機能に対する直接的な訓練か，障害されていない機能を使った機能再編成の観点に立った訓練かに大きく分けられる。研究方法としては，タイプ別の患者群を平均化して比較するようなグループ研究ではなく，単一症例研究（single case study）やケース・シリーズ研究（case series study）が望ましいと考えられている。訓練効果は，ベースラインや非訓練語を用意したうえで，訓練語の正答率の長期的な維持のほか，非訓練語や自発話への般化があるかどうかで判定する。呼称訓練においては，障害に合った訓練法，意味障害については意味の識別強化，患者参加型の訓練法，正答率だけでなく速く呼称できることをめざす訓練法などが改善や般化に影響すると考えられる。

Key word

ケース・シリーズ研究 (case series study)：一連の類似した，しかしタイプや重症度の異なる症例に対し，同一の課題を実施し，症状の分布のなかで個々の症例を把握しようとする研究法。バラツキを説明することを目標にしているため，ある程度の異質性は歓迎されるといわれる。

1．呼称障害への認知神経心理学的アプローチ

　呼称障害は失語症の中核症状であり，最も持続する症状の1つであることから，ここでは言語訓練のなかでも主に呼称訓練を取り上げる。
　認知神経心理学的に捉えると，呼称にかかわる言語処理は，意味情報をもとに喚起された音を構音可能な音韻形態にして表出することである。本邦でよく用いられるロゴジェン・モデルでは，呼称には「意味シ

ステム→音韻出力辞書→音韻出力配列→構音プログラム」の段階が想定されている．呼称ができない場合，まずはこの呼称にかかわる経路のどの段階で問題が生じているのかを調べる必要がある．これらの処理段階にかかわる課題を行い，障害されている機能と保たれている機能を同定し，障害機序を捉えたうえで，改善させるための訓練法を考案する．失語症の訓練法は，障害された機能に対する直接的な訓練と，機能再編成の観点に立った比較的良好に保たれている機能をバイパス経路として活用する訓練に大きく分けられる．

ここでは，①意味システム，②音韻出力辞書，③音韻出力配列の大きく3つの段階における障害に分け，それぞれの障害ではどのような言語症状が出るのか，それに対し，どのような訓練法が用いられているかをさまざまな文献を交えて概説する．

呼称訓練に関する海外の文献は多く存在するが，それらをまとめたWhitworthら[1]の書籍は邦訳が出版されている．呼称に関しては29文献をレビューし，それぞれ根底にある障害レベルと，訓練で対象にした言語処理障害のタイプやレベルを明らかにしたうえで，訓練課題やヒント，フィードバックの仕方などについて具体的にまとめており，臨床上参考になる．また，本邦では呼称訓練に関する文献が多いとはいえないが，工夫されたものが少なからずあるのであわせて紹介する．**表1～3**に文献上，訓練効果が得られたとされる訓練法の一部を示した．表の備考欄＊印の数字はWhitworthら[1]の翻訳書『失語症臨床の認知神経心理学的アプローチ』のなかで紹介されているページを示しているので参考にされたい．

2. 障害段階別の症状と訓練法

❶ 意味システムの障害

意味システムの障害には意味システムそのものの障害と，意味システムからの回収（retrieval）の障害を含むが，前者は典型的には神経変性疾患である意味性認知症として説明され，脳血管障害による失語症は後

者で捉えられることが多い。訓練は意味にかかわるものが適用される。

1．症状

　意味システムの障害は呼称だけでなく，聴覚的理解や読解の障害も引き起こす。単語レベルの理解課題で意味的に近い選択肢に誤りやすい。意味性の誤りは，呼称，聴覚的理解，読解，復唱，音読，書称，書取などさまざまなモダリティにわたり，モダリティ間で一貫した誤りがみられることがある。ある特定のカテゴリーが成績不良となるカテゴリー特異性がみられることもある（例：野菜・果物と身体部位の呼称成績との乖離など）。課題では，線画連合課題（線画同士の意味理解課題。例：ハトの絵に対し，スズメとイルカのどちらが意味的に近いか選択する）や類似性判断課題，odd word/picture out課題（3つ以上の単語/線画から仲間はずれの1つを選ぶ。例：スズメ，ハト，イルカからイルカを選ぶ）などで成績が低下する。

2．odd word out課題を用いた意味セラピーに関する論文の紹介（障害に対する直接的訓練）[6]（**表1**）

1）対象

【症例】60歳代，男性，右利き。左中大脳動脈領域の脳梗塞と診断された。発話は非流暢，喚語困難著明，聴覚的理解と読解は単語レベルで誤りがみられ，重度の書字障害を呈した。発症15ヵ月時の以下の訓練開始時点では中重度のBroca失語と考えられた。

2）訓練の内容

　①訓練1，2：意味カテゴリーごとに刺激語を用意し，まず訓練前評価として呼称課題を行ったあと，文字カードを意味的に2対1になるよう3枚提示し（例：「猿」「象」「大根」），意味的に仲間はずれの1枚を選ぶよう求めた（odd word out課題）。反応が正答の場合，上位語（カテゴリー名）を与えて正答の根拠を示した（例：「そうですね，この2枚は動物でこの1枚は野菜ですね」）。誤答の場合，カードを裏返して絵を見せて，もう一度，仲間はずれの絵を選択させた（odd picture out課題）。この反応の後は正誤にかかわらず上位語を与えて正答の根拠を示した。訓練後評価として呼称を再検した。

表1 ▶ 意味システムの障害に対する訓練法

訓練法	掲載論文	訓練内容	備考
単語と線画のマッチング	Howardら(1985)[3]	4枚の絵を提示し(eg)ハト・スズメ・ニワトリ・タカ),「ハト」と聴覚的に提示して指さしをさせる,あるいは「鳩」と文字提示して指さしをさせる	p168*
yes/no質問	Howardら(1985)[3]	単語の意味にアクセスしなければ答えられない質問にyes/noで答える(例:猫は動物ですか)	p168*
yes/no質問	Kiranら(2003)[5]	目標語の意味特徴についての質問にyes/noで答える	p175*
関連性判断	Nickelsら(1996)[6]	絵または文字単語を提示し,それが他のものと関連しているかどうか判断する	p170*
カテゴリー分類	Kiranら(2003)[5]	絵をカテゴリーに分ける(カテゴリーを文字で提示)	p175*
odd word/picture out課題	中村ら(2005)[7]	3枚の単語/絵を意味的に2対1になるように提示し,意味的に仲間はずれの1つを指す。最初に単語を提示し,誤った場合に絵を提示する	本文参照
意味カテゴリー訓練	Kiranら(2003)[5]	目標語の絵(鳥と野菜カテゴリーに属する24語,うち8語典型例,8語中等度の典型例,8語非典型例,すべて低頻度語)と特徴30個(うち15語はカテゴリー内すべてに共通するもの,15個は少なくとも2語にあてはまるもの)を提示。目標語に関連した6つの特徴を選び音読する	p175*
意味識別訓練	Hillis(1991)[2]	意味性の誤りを呈する場合(例:サクランボ→レモン),両者の違いを教える	

備考欄＊は文献1)で紹介された文献の掲載ページを示す。

②訓練3:上記の意味セラピーと復唱を用いた伝統的音韻セラピーでの効果を比較した。発症29ヵ月後から開始された。意味セラピーは上記の手続きと同様,音韻セラピーは,カードの絵の横に文字(仮名もしくは漢字＋仮名)を提示し,訓練者が単語を読み上げ,復唱を求めた。訓練前後で呼称課題を行った。

3)訓練の効果

訓練1,2では,訓練項目における呼称成績は改善した(訓練前40%,33%→訓練後54%,46%)が,同一カテゴリーの非訓練項目も異なるカテゴリーの非訓練項目も改善はみられなかった。訓練3では,どちらも呼称成績に改善はみられたが,意味セラピーを行った語群(訓練前

16％→訓練後31％）の方が音韻セラピーを行った語群（訓練前16％→訓練後22％）より効果が大きかった。

4）解釈

本患者においては意味セラピーが呼称障害の改善に有効であり，その効果は伝統的音韻セラピーに勝っていた。意味セラピーの効果は，Howard[23]は目標語の語形と絵が示す意味情報が対呈示されることで音韻と意味の対応が強化されるものであって，意味システムそのものの改善によるものではないと述べているが，意味障害に対して有効とされる「混同しやすい項目間の意味的差異を指摘するような課題」[2]にodd word out課題が類似しており，本患者に対する意味セラピーの有効性について考察している。

❷ 音韻出力辞書の障害

音韻出力辞書の障害には，意味表象から音韻出力辞書へアクセスする段階の障害と音韻出力辞書自体の障害がある。訓練には意味から音韻を想起する課題あるいは音韻を活性化する課題が適用される。

1．症状

単語の聴覚的理解や読解，ならびに，線画連合課題は比較的よく保たれているが，迂言や無反応のほか，音韻性錯語，音断片，形式性錯語，無関連錯語，混合型錯語，意味性錯語などが多彩である。語頭音ヒントは有効であることが多い。復唱・音読は呼称に比べ保たれている。

2．呼称と漢字音読の共通の機序を予測した訓練に関する論文の紹介（障害に対する直接的訓練）[8]（**表2**）

1）対象

【症例】20歳代，男性，右利き。動静脈奇形によるくも膜下出血で左側頭-頭頂-後頭葉皮質，皮質下を損傷した。訓練実施は発症後5ヵ月時であった。発話は流暢，複雑な文レベルの理解障害あり。良好な復唱，仮名音読，仮名書字に比し，呼称，漢字音読，漢字書字は困難であった。

2）訓練の内容

①呼称訓練

訓練前評価として呼称，漢字音読，漢字書字の検査を行ったあと，呼

Chapter 3　認知神経心理学的アプローチによる言語訓練

表2 ▶ 音韻出力辞書の障害に対する訓練法

訓練法	掲載論文	訓練内容	備考
単語の復唱	Howardら (1985)[3]	単語を復唱する。	p168*
	Nettletonら (1991)[4]		p166*
音韻ヒント	Howardら (1985)[3]	語頭音1つを提示する。	p168*
押韻判断	Howardら (1985)[3]	目標語がもう1つの語と同じ韻を踏んでいるか判断する。	p168*
音読，復唱	Miceliら (1996)[9]	提示された文字単語30語の音読を10回繰り返す/復唱する。	p220*
意味的自己ヒント方略	Lowellら (1995)[10]	患者が自分で作った4つのヒント（意味特徴）を音読する。その後呼称をする。	p213*
意味属性分析 (SFA)	Boyleら (1995)[11]	意味分析チャートの中央に絵を置き，その絵の呼称をする。呼称した単語の意味属性（カテゴリー，用途，動作，特性，場所，連想）を同定する。	本書 Chapter 3, Topics
音韻構成要素分析 (PCA)	Leonardら (2008)[12]	音韻構成要素分析チャートの中央に絵を置き，その絵の呼称をする。呼称した単語の音韻構成要素（脚韻，語頭音，同じ語頭音から始まる単語，語尾音，音節数）を同定する。	本書 Chapter 3, 1. 失語症
意味カテゴリー押韻訓練	Spencerら (2000)[13]	韻を踏んだ2語（「horse」と「course」）を選び，上位の意味カテゴリーと，目標語と韻を踏む単語を提示し呼称（例：「course」と韻を踏む4つ足の動物の名前を言ってください）。部分的な音韻情報から音韻表出辞書へのアクセスを強化する。	p217*
漢字音読を用いた呼称訓練	安積ら (1981)[8]	呼称訓練と漢字音読訓練をする。	本書 Chapter 3, 1. 失語症
書称，音読を用いた呼称訓練	宇野ら (1985)[14]	漢字単語あるいは仮名単語の書字訓練をする。	本書 Chapter 3, 1. 失語症
50音系列を手がかりとした呼称訓練	森ら (2000)[15]	語頭音文字の五十音表における位置を記憶し，これを手がかりとして喚語する。	
Repeated, increasingly-speeded production (RISP訓練)	Conroyら (2018)[16] 津田ら (2021)[17]	呼称する単語の提示されている時間を徐々に短縮して呼称速度に焦点をあてた訓練。	本書 Chapter 3, 1. 失語症
速読訓練による動詞表出訓練	大門 (2022)[18]	2文節文の最初の部分を提示し，動詞を徐々にスピードアップして音読させる訓練。	本書 Chapter 3, 1. 失語症

備考欄*は文献1）で紹介された文献の掲載ページを示す。

称訓練としてカテゴリー分類〔例：訓練語の絵カードの中から乗り物（食べ物，部屋にあるもの，「か」で始まることば，3文字のことば，など）を選ぶ〕，訓練語を用いた文章完成問題〔訓練語の絵カードの中から適当なことばを選んで文を完成する。例：（　　）を釣る，など〕に加え呼称練習を行い，訓練後評価として呼称，漢字音読，漢字書字検査を訓練語と非訓練語で行った。

②漢字音読訓練

①と別の絵カードで漢字表記可能な単語で①と同様の訓練前評価を行ったあと，漢字音読訓練として，漢字単語の仮名振り，カテゴリー分類，文章完成問題と漢字音読練習を行い，同様に訓練後評価を行った。

3) 訓練の効果

呼称と漢字音読訓練の成績は一方が改善すると他方も改善したが，漢字書字や非訓練語への般化はみられなかった。誤りのパターンは，漢字音読に特有の誤り〔漢字の部分読み（例：屋根→大根のコン）や視覚性錯読（例：鍋→銅，銀）〕を除くと，呼称と漢字音読では誤反応の種類と頻度は類似していたが，漢字書字では異なる傾向がみられた。

4) 解釈

呼称と漢字音読訓練の過程には共通した機能の障害が存在すること，漢字書字は字形想起障害にかかわる異なる障害があるため両訓練による般化はみられなかったと考察した[9]。本邦におけるごく初期の認知神経心理学的アプローチによる貴重な論文である。

3. 書称，音読を用いた呼称訓練（障害を回避するバイパス法）に関する論文の紹介 [14]

1) 対象

【症例1】50歳代，女性，右利き。脳出血で左被殻から尾状核に病巣が認められた。訓練開始は発症後1年4ヵ月時。中等度Broca失語。非流暢，短文水準で喚語困難がみられた。音読・復唱＞呼称で，呼称には語頭音ヒントが有効，書取＞書称，漢字＞仮名の傾向がみられた。

【症例2】50歳代，男性，右利き。脳梗塞で左被殻から尾状核および左前頭・頭頂葉の皮質・皮質下に病巣が認められた。訓練開始は発症後

1年時。中等度Broca失語。特徴は【症例1】と類似していた。

2）訓練の内容

①漢字書字訓練を1週間行ったあとに，語頭音ヒントや復唱を用いた復唱的呼称訓練を1週間実施した。

②訓練法の順序効果を相殺するために，第Ⅰ期の逆の順番でそれぞれ1週間ずつ実施した。

③仮名書字訓練（通常仮名表記語）を1週間実施した。

④仮名書字訓練（通常漢字表記語）を1週間実施した。

⑤漢字書字訓練，復唱的呼称訓練，仮名書字訓練を別々の単語群で訓練したあと，正答率の定着を1ヵ月単位で追跡調査した。

3）訓練の効果

①②を通して，両症例とも語頭音ヒントや復唱による訓練より漢字書字を用いたほうが有効であったが，非訓練語への般化はみられかった。③④では漢字書字の代わりに仮名書字訓練を行ったが，表記妥当性にかかわらず仮名書字訓練後の呼称成績の改善は良好であり，呼称訓練において復唱よりも書字を用いるほうが有効であった。非訓練語への般化はみられなかった。⑤の訓練モダリティ別の呼称成績の定着率は，両症例とも漢字書字＞仮名書字＞復唱的呼称の順に有意に高く，書字を用いた呼称訓練の効果は経過月数を重ねても維持されていた。

4）解釈

両症例とも音韻出力辞書の活性化が困難であったが，良好なモダリティである書字と音読を用い，書称訓練で書字した文字を音読訓練することで，障害された呼称が可能になるというバイパス訓練法の有効性を示した。苦手な呼称を直接訓練するのではなく，書称→音読→呼称という迂回路による機能再編成として解釈されている[14]。

4．音韻構成要素分析（PCA）を用いた訓練（障害に対する直接的訓練）に関する論文の紹介[12]

音韻構成要素分析（phonological component analysis：PCA）は，意味属性分析（semantic feature analysis：SFA）[11,19]を用いた訓練をモデルに考案された訓練法である。SFAに関してはChapter 3. Topics参照の

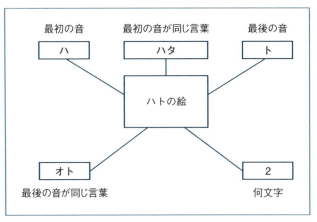

図 ▶ PCAチャートの例（日本語での例）

(Leonard C, Rochon E, Laird L : Treating naming impairments in aphasia : findings from a phonological components analysis treatment. Aphasiology, 22 : 923-947 , 2008. [12] より作成)

こと。

1）対象

発症後1年以上の失語症者10名。全例に呼称障害があり，Boston Naming Testでの全例正答率は60％以下であった。失語タイプはBroca失語6名，失名辞失語2名，混合型非流暢性失語1名，Wernicke失語1名。

2）訓練の内容

用紙の中央に目標語の写真を提示し呼称を求め，その成否にかかわらず，目標語（例：bed）の音韻構成要素（①韻が同じ語〈shed〉，②最初の音〈b〉，③最初の音が同じ語〈ball〉，④最終音〈d〉，⑤音節数〈1〉）を問う（図）。自発的に答えられない場合は3つの選択肢を視覚的にカードで提示し，そのなかから選択させ，用紙に正答を記入させる。それらを訓練者が読み上げた後，改めて写真の呼称を求め，正しければ肯定し，誤りなら正答を聴覚提示し復唱させる。

3）訓練の効果

10名のうち7名は訓練の効果が認められたが，3名には認められなかった。非訓練語への般化は，訓練効果のみられた7名のうち3名が別

の呼称検査で訓練前より有意に改善した。音韻構成要素を自力で表出できた割合は，改善群において多かった。1ヵ月後も訓練効果がある程度維持されており，音韻訓練による効果が持続することが示された。

4) 解釈

音韻ベースの訓練で長期的な効果を得られたのは，単なる復唱や語頭音ヒントが与えられる従来の研究と異なり，音韻構成要素を自力で表出しようとする積極的な参加型の訓練であったためと考察している[13]。SFA同様PCAも，単なる単語の再学習ではなく，呼称のための方略を教えていることが非訓練語への般化に結び付く可能性を示唆した。

5. Repeated, increasingly-speeded production (RISP) 訓練に関する論文の紹介（障害に対する直接的訓練）[16]

1) 対象

失語症者20名。最小限の復唱が可能。Boston Naming Testで8％未満の正答率の患者は除外されたが，すべての失語タイプと重症度の患者が含まれた。

2) 訓練の内容

複雑な状況図「ウォーリーを探せ」から4枚を選択し，呼称訓練の目標語を状況図から抽出した。呼称評価・訓練のために目標語の線画を別に用意した。線画を10秒間提示，状況図を5～10分間かけてできるだけ詳細に説明するように求めた。通常訓練：提示時間10秒で呼称を求め，不正解であれば，①ヒントを提示（目標語の最初の子音＋母音，windowに対し「wi」），再度不正解であれば，②ヒントを追加（目標語の一部の音，windowに対し「wind」），さらに不正解であれば，③単語全体の復唱を求める。RISP訓練：提示時間の終わりに鳴るブザー音よりも前に呼称するよう指示した。提示時間は3秒，2.5秒，2秒，1.6秒，1.3秒と短縮していき，最終的に健常高齢者の平均呼称時間である1秒を目標とする。ブザー音とともに画面が消え，音声と文字で正答を提示する。呼称が誤りの場合，3回の復唱を求める。まず，第1段階では通常訓練のみ，第2段階では1つのセットを通常訓練，もう1つをRISP訓練で実施する。

3) 訓練の効果

RISP訓練，通常訓練のどちらも介入終了後1週間の評価で呼称正答率と呼称速度が向上し，その後の訓練を行わなくても1ヵ月後もほぼ維持されたが，RISP訓練は1ヵ月後の評価において通常訓練より有意に効果的であった。さらに，RISP訓練では，個々の線画の呼称訓練から複雑な状況図での喚語の改善がみられ，連続発話（connected speech）[註1]への般化がみられた。

4) 解釈

この研究では，健常者の発話は，英語では1分間に120語以上のスピードで，かつ1,000語に1語程度の誤りの正確性であることから，語想起が正確で迅速である場合にのみ呼称がスムーズに可能となるという仮説を検証している。従来型の正答率のみを重視した音韻訓練と比較して，訓練効果が高く，喚語能力の会話場面への般化の可能性を示したものである。また，RISP訓練のほうが興味や注意を引き，訓練に対する積極性が得られたことも重要な要因であると述べている[16]。本邦でも，最近，津田ら[17]が3症例に対し同様の手続きで行った報告がある。

6. RISP訓練の手法を取り入れた速読訓練による動詞表出訓練に関する論文の紹介（障害に対する直接的訓練）[18]

1) 対象

【症例】60歳代，男性，左利き。右基底核領域梗塞，発症後5ヵ月経過。非流暢，Broca失語から健忘失語に移行。喚語面（TLPA：失語症語彙検査）で名詞（32/40）より動詞（21/40）が出にくい傾向があるが，動詞の呼称にヒントとして名詞句を提示する（例：「読む」に対し「本を」のヒント提示）と動詞が想起されやすい。

註1　connected speech
山澤[1]によると，談話と同義とされる。絵についての叙述や会話，物語の説明など，まとまりのある発話のことで，2文以上のことが多い。

表3 ▶ 音韻出力配列の障害に対する訓練法

訓練法	掲載論文	訓練内容	備考
非語の復唱, 音読訓練	宇野ら (1997)[20]	3〜5音節の非語の復唱と仮名音読を訓練する	本書 Chapter 3, 失語症
聴覚的弁別	Franklinら (2002)[21]	a. 聴覚提示の単語の長短を判断, b. 聴覚提示の音素と文字のマッチング, c. 最初の音素の同定, d. 最後の音素の同定, e. 韻を踏んでいる単語を同定	p220 *
言い誤りのモニタリング能力向上訓練		a. 聴覚提示された語の判断（外的モニター）, b. 自己の呼称反応の録音を聞いて判断（間接的モニター）, c. 呼称した直後に自己の反応を判断（直接的内的モニター）	

備考欄＊は文献1）で紹介された文献の掲載ページを示す。

2）訓練の内容

親密度を揃えた名詞と動詞を抽出し，2文節文（例：本を読む）を作成。RISP訓練の手法を取り入れ，正確に速く読むことに意識を集中させた音読訓練を1日平均15分を30日間，自宅で継続し，音読時間を計測した。

3）訓練の効果

音読時間は訓練日数の経過とともに短縮した。TLPA失語症語彙検査での名詞表出は35/40，動詞表出は31/40に改善し，動詞表出（非訓練文）で名詞句から2文節文形式で正答できる動詞が増加した。

4）解釈

2文節文の音読に速度を要求することで，想起されやすくなった名詞句から動詞の音韻をより正確かつスムーズに想起させる効果があったのではないかと考察している[18]。

❸ 音韻出力配列の障害

音韻出力配列の障害は，語は想起されているが，発音するために音韻情報をより細かくモーラを選択，配列する段階の障害をいう。訓練では想起された音を，より正確な発話に結び付ける課題が適用される（表3）。

1. 症状

音韻出力配列の障害では，聴覚的理解や読解は保たれているが，呼称，

復唱,漢字音読,仮名音読,仮名書字などすべての表出面で障害がみられ,音韻性の誤りが頻出する。さらに,語長効果(語が長くなると誤りが増える),語彙性効果(単語より非語が不良)がみられる。産生型の伝導失語がこの段階の典型的な障害である。誤りとしては,転置(例:メガネ→ネガメ/negame/)や置換(例:メガネ→メダネ/medane/)が多いのが特徴である。

2. 非語の復唱,音読訓練(障害に対する直接的訓練)に関する論文の紹介[20](表3)

1)対象

発症後6ヵ月以上経過した失語症者3名。全例1音節復唱94%以上,語音認知障害はあっても軽微,聴覚的言語把持力検査で5単位以上が可能で言語性短期記憶障害も軽微な産生型伝導失語であった。誤り方は3例とも呼称,復唱,音読,書取において置換と転置の割合が類似していた。

2)訓練の内容

3〜5音節の非語を用い,復唱と仮名音読の訓練を行う。3例のうち2例は仮名音読訓練→復唱訓練の順に1週間ずつ,もう1例では順番を逆に実施。毎日午前と午後に30分ずつ自習することとした。仮名音読では1文字ずつの逐字読みではなく,単語としてひとまとめにして読むこととした。

2)訓練の効果

仮名非語音読訓練後,3例ともベースライン期より有意に改善し,訓練しなかった非語復唱も並行して改善した。逆の復唱訓練後に仮名音読訓練を行った場合も同様であった。非訓練語への般化はみられなかった。

3)解釈

本研究[20]は直接の呼称訓練ではなく,復唱を改善させる目的で非語の復唱と仮名音読訓練を単独に行ったものである。一方で訓練すると,非訓練様式であるもう一方の成績も改善し,さらには呼称をはじめとする単語音読や書字など,ほかの言語様式も改善したことから,共通の障害機序,つまり音韻出力配列の障害であると推定している。

3. 呼称ないし自発話を改善させるヒント

❶ 障害の機序を見極め，そこに焦点をあてた訓練法の効果が高い

Sadeghi[22]によると，音韻出力辞書レベルの訓練では，PCA，SFAを用いた訓練法の両方で効果があったが，意味システムの障害ではよりSFAの効果が，音韻出力辞書の障害ではよりPCAの効果が高く，非訓練語への般化は障害レベルに合った訓練法でのみ認められたとしている。音韻出力配列の障害では，そこに限局した産生型伝導失語症例において非語の音読や復唱の訓練が有効であったことが示されている[20]。

訓練法については，今回紹介した文献の多くは障害に直接働きかける訓練法であり，バイパス経路を活用した訓練法は少なかった。障害が軽ければ直接的な訓練法が適用できるが，重度になるとバイパス経路を活用した訓練法が有用となる。それぞれの患者の障害機序に合った，より有効な訓練法を考案することが重要である。

❷ 意味性の誤りが多い症例には意味情報を提供する

Howardら[23]は意味的に類似した項目で誤りやすい患者に対し，より細かい意味的差異を指摘することが有効である可能性について述べている。意味処理が脆弱で，類似した項目間で意味的な区別ができない症例には意味的差異を指摘する[2]，カテゴリー内の典型的な語でなく，非典型的な語から訓練する[5]などで効果が示されている。

❸ 患者が積極的かつ主体的に訓練に参加する

Hickinら[24]は，復唱や語頭音ヒントのようにヒントが単純に与えられるような音韻ベースの訓練は効果が維持されにくい一方で，訓練の過程で患者自らがヒントを選択しなければならない条件が訓練効果を高めた可能性を示唆した。その後の研究でも，SFAやPCAを用いた訓練法で意味属性や音韻構成要素を自力で答える（あるいは選択する）[11, 19]，RISP訓練で徐々に短くなる提示時間内になるべく速く呼称しようとする[16]など，患者が積極的に訓練に参加する訓練法が効果を維持させ，自発話への般化を引き起こしうる可能性があることが示されている。

❹ 速く呼称できるよう時間制限を設けて繰り返し練習する

　最近，健常高齢者の呼称時間である1秒程度をめざすRISP訓練により1ヵ月後の正答率の維持だけでなく，連続発話への般化にもつながりうることが示された[16]。日々の臨床においては時間がかかっても呼称さえできればよいと考えがちであるが，より自然な発話に近づけるために，単に正答率を改善させるだけでなく，呼称が正確かつ迅速にできるようにする視点も重要である。

Reference

1) Whitworth A, Webster J, Howard D : A Cognitive Neuropsychological Approach to Assessment and Intervention in Aphasia : A Clinician's Guide, 2nd ed. Psychology, Hove, 2014〔山澤秀子, 訳：名詞の想起と産生のセラピー. 失語症臨床の認知神経心理学的アプローチ—評価とリハビリテーションのためのガイドブック—（長塚紀子, 監訳). 協同医書出版社, 東京, 2015, pp.155-240.〕.
2) Hillis AE : Effects of separate treatments for distinct impairments within the naming process. Clinical Aphasiology (ed Presott T), 19：255-265, 1991.
3) Howard D, Patterson K, Franklin S, et al. : Treatment of word retrieval deficits in aphasia. A comparison of two therapy methods. Brain, 108 (Pt4)：817-829, 1985.
4) Kiran S, Thompson CK : The role of semantic complexity in treatment of naming deficits : training semantic categories in fluent aphasia by controlling exemplar typicality. Speech Lang Hear Res, 46：773-787, 2003.
5) Nickels L, Best W : Therapy for naming disorders (Part Ⅱ)：specifics, surprises and suggestions. Apha Sioloy, 10, 109-136, 1996.
6) 中村　光, 波多野和夫：呼称障害と意味セラピー—1失語例における訓練効果研究—. 総合リハビリテーション, 33：1149-1154, 2005.
7) 安積園子, 柏木あさ子, 柏木敏宏：呼称と漢字音読の過程——失語症者の訓練経過—. 失語症研究, 1：86-98, 1981.
8) Miceli G, Amitrano A, Capasso R, et al. : The treatment of anomia resulting from output lexical damage : analysis of two cases. Brain Lang, 52：150-174, 1996.
9) Lowell S, Beeson PM, Holland AL : The effect of a semantic cueing procedure on naming performance of adults with aphasia. Am J Speech Lang Pathol, 4：109-114, 1995.
10) Boyle M, Coelho CA : Application of semantic feature analysis as a treatment for aphasic dysnomia. Am J Speech Lang Pathol, 4：94-98, 1995.
11) Leonard C, Rochon E, Laird L : Treating naming impairments in aphasia : findings from a phonological components analysis treatment. Aphasiology, 22：

923-947, 2008.
12) Spencer KA, Doyle PJ, McNeil MR, et.al. : Examining the facilitative effects of rhyme in a patient with output lexicon damage. Aphasiology, 14 : 567-584, 2000.
13) 宇野　彰, 種村　純, 肥後功一：訓練モダリティ別呼称改善のメカニズム（Ⅰ）－書字を用いた呼称訓練と復唱的呼称訓練－. 失語症研究, 5：893-902, 1985.
14) 森　加代子, 中村　光, 濱中淑彦：1失語症例に対する50音系列を手がかりとした呼称訓練. 失語症研究, 20：11-19, 2000.
15) Conroy P, Drosopoulou CS, Humphreys GF, et al. : Time for a quick word? The striking benefits of training speed and accuracy of word retrieval in post-stroke aphasia. Brain, 141 : 1815-1827, 2018.
16) 津田哲也, 杉木蒼唯, 中村　光：喚語症状を主症状とする失語3例に対するRepeated, increasingly-speeded production（RISP）訓練の試み. 言語聴覚療法, 18：306-314, 2021.
17) 大門正太郎：2文節文の速読訓練にて動詞の喚語能力が改善した失語症例. 音声言語医学, 63：89-95, 2022.
18) Boyle M : Semantic feature analysis treatment for anomia in two fluent aphasic syndromes. Am J Speech Lang Pathol, 13 : 236-249, 2004.
19) 宇野　彰, 上野弘美, 小嶋知幸, ほか：伝導失語症3例の改善機序－シングルケーススタディ法による復唱訓練と仮名音読訓練－. 言語聴覚療法, 13：5-16, 1997.
20) Franklin S, Buerk F, Howard D : Generalised improvement in speech production for a subject with reproduction conduction aphasia. Aphasiology, 16 : 1087-1114, 2002.
21) Sadeghi Z, Baharloei N, Zadeh AM, et al. : Comparative effectiveness of semantic feature analysis (SFA) and Phonological components analysis (PCA) for anomia treatment in Persian speaking patients with aphasia. Iranian Rehabilitation J, 15 : 259-268, 2017.
22) Howard D, 藤村眞理子 : Assessment and therapy for disorders of word retrieval : the contribution of cognitive neuropsychology. コミュニケーション障害学, 22：18-29, 2005.
23) Hickin J, Best W, Herbert R, et al. : Phonological therapy for word finding difficulties : a re-evaluation. Aphasiology, 16 : 981-999, 2002.

Chapter 3 認知神経心理学的アプローチによる言語訓練

2 失読と失書のセラピー

目白大学保健医療学部言語聴覚学科　橋本　幸成

臨床に役立つ ワンポイントアドバイス

　失読や失書へのセラピーを実施する際には，障害された言語処理過程を詳細に評価し，直接的に改善させるか，迂回路を形成してバイパス的に改善させるかについて検討する。直接的介入とバイパス的介入のどちらを選択するかについては，障害された言語処理過程のみでなく，保存された言語処理過程にも着目する必要がある。キーワード法のように迂回路を形成するセラピー法では，各症例の残存機能を把握したうえで，適切なキーワードを選択する必要がある。キーワードは漢字単語と仮名単語のいずれかを用いるが，文字種の違いのみでなく表記妥当性，親密度，心像性といった単語属性を考慮してキーワードを選択すればセラピーの適用範囲は広がると考えられる。

Key word

直接的介入：障害された言語処理過程そのものを改善させるセラピー法である。それぞれの言語処理に関連する要素的な機能に介入する場合もある。
バイパス的介入：障害された言語処理過程を迂回して，目的とする言語処理を達成するセラピー法である。
キーワード法：バイパス的介入法の代表例である。仮名や漢字1文字の音読／書字が困難である場合に，単語（キーワード）を経由して目的の言語処理を達成する方法である。

　後天性の脳損傷によって生じる音読と書字の障害は，それぞれ失読，失書と呼ばれる。これらは，失語症に伴って生じる失語性失読／失書，および失語症に伴わない非失語性失読／失書である失読失書，純粋失読，純粋失書に分けられる[1]。言語障害の臨床では，通常は音声言語に対するアプローチが優先されるが，音声言語の障害を示さない非失語性の失読・失書例や，生活での必要性や本人の希望がある失語症例に対して文字言語へのアプローチが選択される場合もある。
　音読や書字のセラピーでは，言語処理モデルを用いて障害のメカニズ

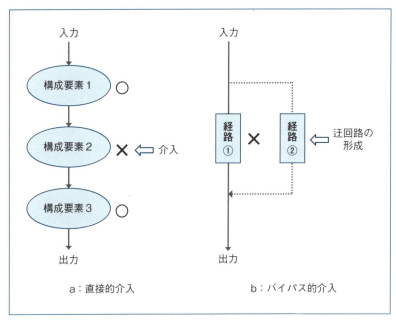

図1 ▶ 認知神経心理学的アプローチにおけるセラピーの方略

ムを詳細に検討する認知神経心理学的アプローチが有効であることが報告されている[2〜4]。この方法では，言語障害をモデル上の各構成要素や処理経路の問題ととらえ，仮説に基づくセラピーを行う。セラピーによって目的とする言語機能の改善が得られれば，問題点とセラピー法の双方が正しかったと解釈することができる。すなわち，認知神経心理学的アプローチでは，問題点を明確化することで，仮説検証の形式でセラピーの効果を検討することができる。セラピーの方略としては，障害過程そのものを改善させる直接的介入（図1-a）と迂回路を形成するバイパス的介入（図1-b）がある[5]。

　英語圏の報告に関しては，認知神経心理学的アプローチに基づいた音読や書字のセラピーの優れたレビューが存在するが[6]，文字言語の体系が異なる日本語に英語圏のセラピー法をそのまま適用できるとは限らない[注1]。ここでは，日本語話者の失読，失書例に対してセラピーが行われた報告を紹介し，各セラピーの方法や効果を検討する。なお，ここでは

便宜的に［　］は文字情報，//は音韻情報，「　」は自発話を表す記号として用いる。

1. 失読のセラピー

　失読に関するセラピー報告の例として，純粋失読例に対するKashiwagiらの運動記憶を活用したアプローチ[7]，漢字の失読失書を呈した失語症例に対する伊澤らの漢字1字の音読障害に対するアプローチ[8]，音韻失読例を呈した失語症例に対する唐澤らのアプローチ[9]を紹介する。これらの報告は，失読に対するセラピーの考え方を理解するための重要な視点を与えている。

❶ 純粋失読例に対する運動記憶を用いたアプローチ（バイパス的介入）

　はじめに，Kashiwagiらの症例[7]を紹介する。症例は64歳の右利き男性，脳梗塞と脳腫瘍の摘出術によって言語障害，右同名半盲が残存していた。脳腫瘍の摘出術後は，特に視覚的な入力刺激がある言語課題での成績低下が認められた。手術を行った病院から転院した後，Kawasakiらの介入が開始された[7]。介入初期は失読と失書の障害が併存していたが，失読に比べると失書の症状が軽度であった。また，聴覚的理解や復唱の成績はほぼ正常であった。

　この報告では，写字を用いた音読のセラピーが漢字と仮名の双方に対して実施されている。さらに，漢字では画数の違い，仮名では清音，濁音，拗音の違いによって，改善に差があるか検討されている。運動記憶を用いる方法としては，なぞる行為（tracing）と写字（copying）の2種があるが，この研究では写字が採用されている。

　セラピーでは，音読不可能であった多くの仮名文字において，写字を行うことで音読可能となる即時効果を認めた。約1年間の介入を経て，

> **註1**
> 日本語では，漢字，ひらがな，カタカナの3種の表記が存在するが，後天性の脳損傷者における研究では，ひらがなとカタカナの成績は近似する傾向があるため，「仮名」とまとめられることが多い。

写字を行わない条件であっても，訓練対象となった清音はすべて音読可能となり，濁音や拗音の音読にも改善を認めた。漢字においても写字による音読の改善を認めたが，画数が多くなると促通効果は減少し，15画以上では消失した。

運動記憶に基づいて音読が可能になったという事実を検証するため，①右手のタッピング，②ホワイトノイズの提示，③人差し指で三角形を書くという妨害刺激を伴いながら音読を行うという巧妙な掘り下げテストが行われた。その結果，③人差し指で三角形を書くという妨害行為のみ，音読成績が低下した。この現象は比較対照となった失語群では観察されなかったため，本症例では手指の運動刺激による妨害によって，書字の運動記憶による促通効果が弱まったと解釈されている。

❷ 漢字の失読失書例に対する漢字1文字の音読へのアプローチ（バイパス的介入）

次に，伊澤らの症例[8]を紹介する。発症時46歳の右利き男性，脳梗塞によって右不全片麻痺と右同名半盲，失名辞失語，漢字と仮名の失読失書を呈した。その後，仮名の失読失書は改善したものの漢字の失読失書が残存した。漢字の音読では，例えば漢字1文字の［番］より具体的で視覚的イメージを喚起しやすい［交番］のほうが音読しやすいという傾向を認めた。

伊澤ら[8]は，意味を介さない漢字の音読能力を評価するための掘り下げテストとして，例えば［諒］や［睆］のような使用頻度の低い形声文字の音読課題を実施した。この研究で用いられた形声文字はすべて偏と旁で構成されており，未知の漢字であっても旁の情報に基づき音読することが可能である。伊澤らによれば，この症例は，形成文字の音読成績が健常対照群に比べて著しく低かったため，漢字の形態から直接音韻を引き出す過程に重篤な障害があると解釈されている。

セラピーではキーワード法訓練と非キーワード法訓練の2種類が比較され，訓練回数はそれぞれ5回であった。キーワード法訓練は，例えば［路］の漢字を／ロ／と音読するために，視覚的イメージが喚起しやすいキーワードの［道路］を用いて「道路／ドウロ／の／ロ／」のように学習す

る方法であった。非キーワード訓練法では，［路］の読み仮名である［ろ］を単純に学習する方法であった。結果として，キーワード法訓練では漢字1字の音読成績が向上したが（24％→88％），非キーワード訓練では改善が得られなかった。

❸ 音韻失読例に対する音韻操作，順序情報処理へのアプローチ（直接的介入）

唐澤ら[9]の症例は，実在語に比べて非同音非語[註2]の音読成績が低下する音韻失読の特徴を有した63歳の右利き男性であった。介入時には「カタカナが読めない」という訴えを認めた。セラピーは，脳梗塞の発症後，約4ヵ月から開始され，期間は約3週間であった。

唐澤らのセラピーの重要な点は，音読障害に対して直接的に音読の訓練を全く行わなかったことである。方法としては，非語の音読能力に関与すると考えられる音韻処理や順序情報処理を向上させるプログラムが実施された。音韻処理のセラピーとして，①モーラ抽出・結合課題，②モーラ結合課題，順序情報処理のセラピーとして，③系列動作課題が行われた。その結果，音韻処理や順序情報処理の改善に伴い，非同音非語の音読成績も向上し，語彙化錯読の頻度も減少した。語彙化錯読の減少は，仮名非語の音韻表象の活性度が高まり，トップダウン的に活性化されていた実在語の音韻表象を抑制できた結果と考察されている。

2. 失読セラピーのまとめ

Kashiwagiら[7]と伊澤ら[8]のセラピーは，いずれも障害された処理過程を保存された他の処理過程を用いて迂回路を形成するバイパス的介入

註2 非同音非語

非同音非語は非語の種類である。非語には，文字列としても音列に変換しても実在しない非語である非同音非語（例：訓営）と，文字列としては実在しないが音列に変換すると実在する単語になる同音擬似語（例：説営）がある。同音擬似語は，形態的にも実在語と類似するという意味合いも含んでおり，音読すると実在語になる非語は同音非語と称される場合もある。同音擬似語は語彙性判断課題や音読課題の成績に影響を与えるという特徴があるが，詳細は文献10を参照されたい。

に該当すると考えらえる（**図1-b**）。介入方法の違いとしては，運動記憶の情報を用いたか，漢字熟語の意味情報を用いたかという点が挙げられる。Kashiwagiらの実施した掘り下げテストでは，「人差し指で三角形を書く」という行為によって音読成績が低下したことから，運動記憶による音読の効果が妨害されていると解釈された。これは，運動記憶に基づいて音読が促進されたという考察を裏づけるための重要な掘り下げテストになっている。特にこの掘り下げテストでは，形声文字を用いて漢字から音へ変換する過程の障害が評価された。この方法は，障害過程の根拠を得るために有用であると考えられる。また，伊澤らのセラピーでは具体的で視覚的イメージを喚起しやすい単語が音読しやすく，キーワードとしても有効であった。これを今日的に解釈すると，低心像語に比べて高心像語の音読成績が高い心像性効果を認め，高心像語のキーワードの有効性を示唆する。

　Kashiwagiらと伊澤らのセラピーを「Chapter 1. 2. モジュール型モデルを仮定する従来のアプローチとコネクショニスト・アプローチ」で紹介された二重経路モデル[11]の処理過程との関連から検討する。Kashiwagiらの症例は重篤な音読障害を呈しており，障害構造を検討するうえでは文字ユニットにおける文字の同定過程の障害が存在するか否かが重要になると考えられる。しかし，この報告では文字判断課題（文字と非文字の弁別課題）が実施されていないため，文字の同定過程の障害については不明な点が残る。言語所見から推測すると，仮名1文字の写字課題においてエラーと自己修正をくり返しているため，仮名文字の同定は不完全であった可能性があると思われる。写字によって運動記憶から音韻情報を活性化させる処理経路は，セラピーによって確立された代償的な経路である。なお，写字では運動記憶のみならず文字の形態的情報も活性化されると考えられるため，文字ユニットの改善によって音読が促進された可能性についても考慮すべきと思われる。

　伊澤らの症例は，旁と音が対応する形成文字の音読が困難であったことから，漢字1文字の音読成績の低下は非語彙経路の障害に起因するのではないかと考えられる。セラピーの効果として，伊澤らは，①漢字1

字（[番]）→②漢字熟語との対連合（[交番]）→③意味の喚起→④呼称による音韻想起（/コウバン/）→⑤音の分離（/バン/）によって漢字1字に対応する音を表出できると説明している。この一連の処理過程は，二重経路モデルの語彙経路の処理である①文字ユニット→②文字入力辞書→③意味システム→④音韻出力辞書→⑤音素システムにおおむね対応していると考えられる。すなわち，セラピーの基本方針は障害された非語彙経路の処理を語彙経路の処理によって補うバイパス的介入に基づいていると考えられる。特に，心像性効果を認めた本症例では，③意味システムの活性化やトップダウン処理が有効であったのではないかと推察される。一方，セラピーにおける①漢字1字（[番]）→②漢字熟語の対連合学習の処理過程や，⑤音の分離に関しては二重経路モデルの処理様式とは相違があると考えられ，セラピーによって構築された新たな処理方略と解釈すべきと考える。

　唐澤らのセラピーでは，非語の音読にかかわる音韻操作や順序情報処理といった要素的な機能を向上させることで，音読能力を改善させるという方法がとられた[9]。この方法は，障害された機能を改善させる直接的なセラピー法に該当すると考えられる（**図1-a**）。ただし，単純に障害された言語処理過程にアプローチを行うのではなく，非言語的な機能も含めて要素的な機能に分けて介入するという手法に工夫がみられる。唐澤らのセラピー効果は，トライアングル・モデル[12〜14]（Chapter 2. 2. 読みの障害）による説明が可能ではないかと思われる。非同音非語の音読障害は，トライアングル・モデル上では音韻層の損傷によって生じる。反対に，損傷された音韻層を回復させれば，非同音非語の音読は改善する。唐澤らのセラピーでは音韻処理の改善が得られたが，これをトライアングル・モデルにおける音韻層の回復と仮定すれば，非同音非語の音読成績が改善した要因として説明可能ではないかと思われる。また，語彙化錯読の減少についても，音韻層の回復によって意味層や文字層における実在語の活性化を抑制できたためと解釈できるのではないかと考える。

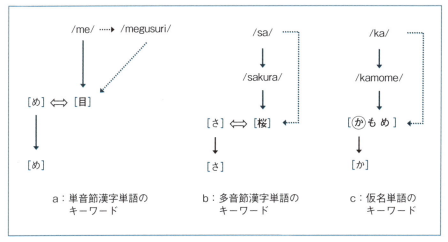

図2 ▶ 仮名1文字の書字訓練における各キーワード法の改善機序
a.の点線矢印は複合語による意味の活性化を示すが，この処理は補助的である。
b.とc.の点線矢印は反復練習によって短縮できる経路を示している。

3. 失書のセラピー

　失書のセラピーに関する先行研究では，仮名1文字の書字能力を向上させるためのバイパス法の1つであるキーワード法の報告が多い[16〜22]。キーワード法に共通するセラピーの方略は，仮名1文字の書字という非語彙処理の障害に対して，保存された語彙意味処理の機能を活用するという方法である（**図2**）。ここでは，仮名1文字の書字に対して複数報告されているキーワード法の方法や効果について検討する。

4. 仮名書字の改善を目的としたキーワード法（バイパス的介入）

❶ 漢字単語のキーワードを用いたアプローチ

　キーワードによって仮名1文字の書字を改善させるセラピー法としては，仮名単語よりも漢字単語を用いた報告のほうが多い[17〜20, 22]。キーワードは，単音節語の漢字（例：［目］）と多音節語の漢字（例：［桜］）が

あるが，単音節語漢字では意味想起が難しくなるため，ヒントとして複合語を用いて意味情報の活性化を図る（例：[目]に対して[目薬/megusuri/]）。また，単音節語漢字のキーワードはモーラ抽出能力が障害されている症例に適用しやすいという特徴もある[20,22]。

　漢字のキーワードでは，単音節語，多音節語のいずれであれ，音韻情報と漢字単語の対連合学習，および漢字単語とターゲットの仮名1文字との対連合学習が必要となる。このように，漢字単語を用いたキーワード法では仮名1文字の書字に至るまでのステップ数が多い。しかし，セラピーを継続することで，1モーラの音韻情報から直接的に漢字形態を想起できる場合（図2-bの点線矢印）があり[20]，ステップ数を省略できる可能性もある。

　漢字単語のキーワード法では，いずれの報告でも仮名1文字の書字成績が大幅に改善している。小嶋らの報告では，写字訓練（直接的介入）とキーワード訓練（バイパス的介入）が比較されており，キーワード訓練において訓練期間中に高い効果が認められ，かつ訓練後も効果が定着すると報告されている[20]。また，大森らはキーワードやヒントの効果を詳細に検討し，キーワード漢字の画数が仮名一文字の書取の成否に関与することを見出している[22]。さらに，各訓練文字に対してキーワード漢字とヒント想起が活用されているかを確認し，双方が仮名1文字の書取を促進していたことを示している。

❷ 仮名単語のキーワードを用いたアプローチ

　仮名1文字の書字を改善させるために仮名単語のキーワードを用いる方法（/ka/→[かもめ]の[か]）が少数ながら報告されている[16,21]。この方法は，漢字の書字障害が重度であったり，仮名1文字に比べて仮名単語の書字が良好である症例に適用される[21]。

　仮名単語の場合，キーワードの文字列が想起できれば，そのなかから直接的にターゲットの文字を抽出することができる。そのため，漢字単語のキーワード法のように仮名1文字との対連合学習の過程は不要となる。また，漢字単語のキーワードのように意味情報の活性化によって文字想起を促すのではなく，文字列の視覚的形態の喚起が重要であると考

えられている[21]。そのため,仮名単語のキーワードは,表記妥当性[23] 註3 や文字単語親密度 註4 の高い単語が有用ではないかと指摘されている[21]。橋本ら[21]の症例は,訓練除去後の書取課題において,学習していないキーワードを自発的に使用する反応を示している。この反応は,仮名単語を用いたキーワード法における自己キューの汎用性の高さを示していると考えられる。

5. 漢字書字の改善を目的としたキーワード法

　漢字の書字障害に対してキーワード法を適用させた先行研究は見当たらないため,自験例を紹介する。ここで紹介するセラピーは,伊澤ら[8]の音読訓練を書字訓練に適用した例と解釈できる。症例は64歳の右利き女性。もやもや病に対する血管吻合術後に漢字の失書が残存した。漢字二字熟語の書取課題では,書字が困難であった場合に目標語以外の熟語を想起する反応（例：[予算]の[算]に対して「算数の算」）が認められた。また,「おぼろげな文字の形は思い浮かぶが,細部がわからない」と訴えた。そこで,写字に加えて漢字熟語のキーワードを用いた書字練習を行った。具体的には,視覚的に漢字二字熟語を呈示し,写字を行った後,見本を隠して書字するよう求めた。書字が困難であった漢字に対しては,該当文字を含む漢字熟語を想起するよう促し,難しければ例を示した。症例自身が想起できた漢字熟語や例を示せば書字できた漢字熟語は,キーワードとして定着するよう反復的な写字練習を行った。

　訓練語は,SALA失語症検査の下位テストD38単語の書取Ⅰの検査語

> **註3　表記妥当性**
> 表記妥当性とは,ある単語を表記する場合に,漢字,ひらがな,カタカナのどの文字種で示すことが妥当であるかに関する指標であり,主観的評定値で表される。
>
> **註4　文字単語親密度**
> 文字単語親密度は,ある文字単語が視覚的に呈示された場合に,どの程度「なじみ」があると感じられるのかに関する指標であり,同じく主観的評定値で表される[23]。

と心像性,頻度を統制した漢字二字熟語20語であった。セラピー開始時の書取成績は7/20語であり,ベースライン期には改善を認めなかった。訓練期には5回のセラピーで20語すべてが書取可能となった。また,非訓練語(SALA失語症検査 D38)の正答数は18語から30語(全体48語)に改善し,検査語以外の漢字熟語を想起して書字を試みる反応が頻繁に観察された。

このセラピーは,介入期間に限りがあり,写字と漢字熟語のキーワード法を同時に行ったため,キーワード法の効果を単独で取り出すことはできなかった。しかし,セラピー後に観察された非訓練語の書取反応からは,漢字熟語をキーワードとして用いる方法の有用性が示唆されたと考える。

6. 失書セラピーのまとめ

失書に対するセラピー法としてキーワード法を紹介した。キーワードとしては,漢字単語と仮名単語の双方が用いられるが,いずれにしても単語の文字形態を安定的に想起できるよう反復学習が求められる。漢字単語のキーワードでは仮名1文字との対連合学習が必要となるが,仮名単語のキーワードは文字列内にターゲットとなる仮名1文字が含まれるため,対連合学習は不要である。漢字単語と仮名単語のどちらを用いるかは,各症例の書字能力によって異なるため,詳細に評価する必要がある。また,漢字単語と仮名単語のどちらかを用いるかという二者択一ではなく,単語属性に基づいてキーワードを選択するという視点も必要である。例えば,文字単語の形態情報を想起する過程を重視する場合,表記妥当性や文字単語親密度に着目する必要がある。また,漢字単語のキーワード法を適用できなくとも,表記妥当性や文字単語親密度の高い仮名単語であればキーワード法が適用できる事例も存在する[21]。さらに,意味情報は漢字との関連が強調されることが多いが,[さくら]や[トマト]のように文字単語心像性が高い仮名単語であれば,意味情報の活性化は得られやすいと思われる。キーワードの選択では,症例の障害構

造とセラピーで用いるキーワードの単語属性との双方を考慮して，より適切な語を選択することが求められる．

評価では，モーラ分解・抽出や書字運動などを含め，書字を達成するために必要となる機能を全般的に把握する必要がある．セラピーの効果を検証する際は，訓練文字の書取が可能であった場合に，キーワードやヒントの想起を伴ったのか1文字ずつ確認する大森ら[22]の方法が参考になる．

キーワード法は，語彙処理による迂回路を形成して，障害された非語彙処理を補うというバイパス的介入法に位置付けられる（図1-b）．一方，失書に対する直接的介入法としては，仮名書字の情報処理過程として重要なモーラ分解・抽出能力を改善させるセラピー法が報告されているが[24]，紙幅の制限があり紹介できなかった．なお，書字障害が重篤であり，直接的介入，バイパス的介入の双方が困難である場合には，代償機器[註5]によるコミュニケーション手法の獲得も検討すべきである．

7. まとめ

ここでは，失読や失書に対するセラピー法を紹介し，認知神経心理学的アプローチを実践するうえで重要となる視点を示した．セラピー法は直接的介入とバイパス的介入に分類した．どちらの介入を選択するかという方針については，神経学的な回復が得られる発症初期から回復期の症例や軽度の失読・失書例に対しては直接的介入，それ以外はバイパス的介入を用いるという考え方が適切ではないかと思われる．ただし，発症からの経過時期や重症度と介入方法の選択について十分な根拠が得ら

註5 代償機器
現在では，スマートフォンを代表としてさまざまな代替的なコミュニケーション機器が存在する．また，書字に比べてタイピングやスマートフォンのフリック入力が良好である症例を経験する機会もある．スマートフォンの登場によって，音声/文字変換アプリの使用も容易となり，コミュニケーションの拡大を支援するための重要な手段となっている．

れているとは言い難い。いずれにしても，新たなセラピー法を考案した場合，即時効果を確認するという手続きは重要であると考える。有効なセラピー法であれば，導入初期から症例の言語反応には変化が生じると考えられる。

　緒言の通り，認知神経心理学的アプローチでは言語障害の問題点を整理し，仮説に基づくセラピー法を立案することができる。ただし，仮に問題点が同一であっても，セラピーの具体的な方法には症例ごとに違いがある。認知神経心理学的アプローチは「何の問題があるのか」という点は明確化できるものの，「どのようにセラピーを行うのか」に関して解答を示すものではない[4]。有効なセラピー法に辿り着くには，失読や失書を呈した症例に向き合う臨床家のアイデアや技術に依存する部分が大きいと思われる。今後の臨床研究の蓄積によって，失読や失書の障害構造とセラピー法の関係が精緻化され，より効果的で説明可能な方法が確立できると考える。

Rererence

1) 櫻井靖久：非失語性失読および失書の局在診断．臨床神経学, 51：567-575, 2011.
2) 水田秀子：失語症の読み―臨床に向けて―．高次脳機能研究, 31：191-197, 2011.
3) 新貝尚子：認知神経心理学的アプローチにおける失語症治療の考え方．高次脳機能研究, 39：284-287, 2019.
4) Hillis AE, Heidler J : Contributions and limitations of the cognitive neuropsychological approach to treatment : illustrations from studies of reading and spelling therapy. Aphasiology, 19 : 985-993, 2005.
5) 辰巳　格：失語症と失読症の認知神経心理学―その接点―．高次脳機能研究, 26：129-140, 2006.
6) Whitworth A, Webster J, Howard D : A Cognitive Neuropsychological Approach to Assessment and Intervention in Aphasia : A Clinician's Guide. Psychology Press, Hove, 2014.［長塚紀子, 監訳：失語症臨床の認知神経心理学的アプローチ―評価とリハビリテーションのためのガイドブック―．協同医書出版社, 東京, 2015.］
7) Kashiwagi T, Kashiwagi A : Recovery process of a Japanese alexic without agraphia. Aphasiology, 3 : 75-91, 1989.

8) 伊澤幸洋, 小嶋知幸, 加藤正弘：漢字の失読症状に対する訓練法―漢字一文字に対して熟語をキーワードとして用いる方法―. 音声言語医学, 40：217-226, 1999.
9) 唐澤健太, 春原則子, 森田秋子：音韻失読例の訓練経過―文字を使用しない音韻操作課題, 順序情報処理課題の効果―. 高次脳機能研究, 35：242-249, 2015.
10) 橋本幸成, 宇野 彰, 三盃亜美：同音擬似語を用いた語彙性判断による文字列レキシコンの評価―失語症臨床への応用に向けて―. 言語聴覚研究, 15：321-331, 2018
11) Coltheart M, Rastle K, Perry C, et al. : DRC : a dual route cascaded model of visual word recognition and reading aloud. Psychol Rev, 108：204-256, 2001.
12) Plaut DC, McClelland JL, Seidenberg MS, et al. : Understanding normal and impaired word reading : computational principles in quasi-regular domains. Psychol Rev, 103：56-115, 1966.
13) Ijuin M, Fushimi T, Patterson K, et al. : A connectionist approach to naming disorders of Japanese in dyslexic patients. Proceedings of the 6th. International Conference on Spoken Language Processing (ICSLP2000), Ⅱ：32-37, 2000.
14) 伊集院睦雄：コネクショニスト・アプローチ. 神経心理学, 34：218-226, 2018.
15) 松田 実, 鈴木則夫, 長濱康弘, ほか：読み書き障害の認知神経心理学―その貢献と弊害―. 高次脳機能研究, 26：141-155, 2006.
16) 物井寿子：ブローカタイプ（Shuell Ⅲ群）失語患者の仮名文字訓練について―症例報告―. 聴覚言語障害, 5：105-117, 1976.
17) 竹内愛子：失語症の治療の実際, Brocaタイプの1症例の訓練過程. MEDICO, 8：3211-3215, 1977.
18) 柏木あさ子, 柏木敏広：失語症患者の仮名の訓練について―漢字を利用した試み―. 失語症研究, 19：193-202, 1978.
19) 鈴木 勉, 物井寿子, 福迫陽子：失語症患者に対する仮名文字訓練法の開発―漢字1文字で表記する単音節語をキーワードとし, その意味想起にヒントを用いる方法―. 音声言語医学, 31：159-171, 1990.
20) 小嶋知幸, 宇野 彰, 加藤正弘：純粋失書例における仮名書字訓練―シングルケース・スタディによる訓練法の比較―. 失語症研究, 11：172-179, 1991.
21) 橋本幸成, 宇野 彰, 水本 豪：濁音, 半濁音, 拗音文字の仮名書字訓練が効果を示した失語症例―仮名単語を用いたキーワード法を適用して―. 言語聴覚研究, 14：96-106, 2017.
22) 大森史隆, 水本 豪, 橋本幸成, ほか：仮名1文字の書取能力向上のために漢字1文字単語をキーワードとした訓練の有効性. 音声言語医学, 63：13-22, 2022.
23) 天野成昭, 近藤公久, 編著：日本語の語彙特性（NTTコミュニケーション科学基礎研究所, 監修）. 第1巻. 三省堂, 東京, 1999.
24) 物井寿子：失語症の読み書き障害の訓練―仮名書字訓練を中心に―. 神経心理学, 6：33-40, 1990.

Chapter 3 認知神経心理学的アプローチによる言語訓練

3 発達性ディスレクシアの読み書きに対する認知神経心理学的指導

目白大学保健医療学部言語聴覚学科，LD・Dyslexiaセンター　春原　則子

臨床に役立つ　ワンポイントアドバイス

　発達性ディスレクシアの読み書き困難に対する介入には，支援と指導という大きな2つの方向がある。ここでは，仮名の読み書き，漢字の書字，音読の流暢性に関する3種の指導方法を紹介した。いずれも詳細な認知機能の評価から障害構造を推定し，さらにバイパスとして活用できる良好な機能を見出すことによって編み出された方法である。いずれも複数の症例を対象とした研究によって科学的な効果が確認され，適用についても明確に示されている。発達性ディスレクシアについては複数要因説が有力であり，指導方法も一様ではない可能性が高い。さらなる適切な介入方法の立案と効果や適用に関する知見の積み重ねが急がれる。

Key word

発達性ディスレクシア：正確もしくは流暢な読み書きが困難な学習障害の1つ。
根拠ある指導：障害構造に基づき考案され効果が科学的に立証されている指導法。
仮名の読み書き：ひらがなとカタカナの音読と書字（文字形態の想起）。
漢字の書字：漢字1文字や単語の書字における文字形態の想起。
流暢性：文字の読み書きにおける正しくかつスムーズな処理。

　発達性ディスレクシアにおける読み書き困難の背景要因に関しては，未だ十分なコンセンサスが得られているとはいえず，読み書きの指導においても，効果が科学的に検証された手法は少ない。本邦では例えば，作業療法領域を中心とする感覚統合療法や，教育現場でのさまざまな取り組みの報告がなされているが，読み書き困難の症状の背景に認知機能低下が関与していることは否定できず，症状を認知神経心理学的にとらえることはきわめて適切であると思われる。しかし，世界的にみても必ずしも十分にこの視点が指導に活かされているとはいえない状況である。

　認知神経心理学的評価から推定された認知機能を考慮した指導法とし

ては，音韻訓練などの認知機能そのものを向上させる取り組みと，良好な認知機能の活用による読み書き指導が行われている。発達性ディスレクシアが顕在化するのが主に就学後であることを考えると，脳の構造的もしくは脆弱な機能に起因する弱い認知機能を強化するより，良好な認知機能を活かし，読み書きそのものにアプローチする指導法が有用であると考えられる。発達性ディスレクシアを出現させる認知機能は言語体系によって異なることが知られている。ここでは，本邦において，一定の科学的な成果が確認されている指導法について記載する。

1. 仮名文字の読み書き指導の実際

宇野ら[1]は，認知神経心理学的課題によって評価した複数の発達性ディスレクシア児に対して，障害構造から導き出した方法によって，ひらがな，カタカナの指導を行った。対象は平均年齢9歳2ヵ月（6歳9ヵ月～13歳1ヵ月）の36名である。全例，専門機関にて発達性ディスレクシアがある（以下，発達性ディスレクシア例）と診断評価されている。読み書きの学習到達度は，小学生の読み書きスクリーニング検査（STRAW，現在は『改訂版標準読み書きスクリーニング検査（STRAW-R）－正確性と流暢性の評価－』[2]に改訂されているため，以下，STRAW-Rと記載）にて，音読が平均－1.23z得点，書取が－2.23z得点と低かった。全例，全般的な知的発達と音声言語の発達は正常範囲であった。認知機能検査の結果は以下の通りである。音韻認識課題（単語の逆唱）や視覚認知課題（線画のマッチング課題，Ray-Ostterieth複雑課題の模写および再生課題：ROCFT），自動化課題（速呼称：rapid automatized naming：RAN）のいずれか，あるいはすべてにおいて典型発達児と比較して明らかな得点の低さが認められた。一方，聴覚性言語学習検査（Auditory Verbal Learning Test：AVLT）には問題は認められなかった。36名のうち10名（男児7名，女児3名）にひらがな，26名（男児23名，女児3名）にカタカナの指導が実施された。

著者らの指導方法を簡単に説明する（図1）[3]。まず1人で，「あかさた

わ	ら	や	ま	は	な	た	さ	か	あ
を	り		み	ひ	に	ち	し	き	い
ん	る	ゆ	む	ふ	ぬ	つ	す	く	う
	れ		め	へ	ね	て	せ	け	え
	ろ	よ	も	ほ	の	と	そ	こ	お

a：第1ステップ（口頭表出）

	ま	は	な	た	さ	か	あ
	み	ひ	に		し	き	い
				つ	す	く	う
		へ		て	せ	け	え
	も	ほ	の	と	そ	こ	お

練習

		さ	か	あ
		し	き	い
			く	う
		そ	こ	お

練習

b：第2ステップ（書字）

図1 ▶ 仮名の読み書き指導の実際

a：「あかさたなはまやらわをん」を一人で言えるようにする。
「あ，あいうえお，あか，あかきくけこ，あかさ，さしすせそ……
あかさたなはまやらわ，わをん」を1人で言えるようにする。
b：3日続けて第1ステップをスラスラ1人で言えたら，50音表を書く。
70～80％書けるところまでを練習の範囲とする。
3日続けて正しく書けたら次の70～80％書けるところまで書く。
ただし，常に「あ」から開始する。

（春原則子：発達性ディスレクシアに対する根拠ある指導．高次脳機能研究，38：281-284，2018[3]）

なはまやらわをん」とあの段を言う練習を実施する。3日続けて1人で言えるようになったら，次は「あ，あいうえお，あか，かきくけこ，あかさ，さしすせそ」というように，あ列に続けてそれぞれの行を言う練習を行う。あ行からわ行まで，3日続けてスムーズに1人で言えたら，あいうえお表を書く練習に進む。練習は対象児に合わせて無理のない範囲で少しずつ進め，「ん」までスムーズに書けるようにする。その後，すばやく書く，すなわち書字の流暢性の獲得をめざして，低学年，高学年別に目標時間を設定し，達成をめざして計時しながら練習する。

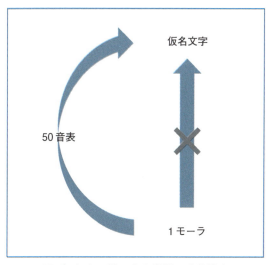

図2 ▶ 仮名の読み書き指導の改善機序
(春原則子:発達性ディスレクシアに対する根拠ある指導.高次脳機能研究, 38:281-284, 2018[3])

　以上の練習方法を行った結果，対象児はひらがなは平均43日，カタカナは平均47日で，書取の得点が有意に上昇した．早い児は小学校入学の何年か前から，遅くても小学校入学後に毎日のように練習しても仮名の読み書きが十分に習得されていなかったことを考慮すれば，この方法の効果であることは間違いないものと考えられる．また，音読練習はしていなかったにもかかわらず，音読の得点も有意に上昇した．さらに，評価を実施した例ではカタカナの書取，音読の成績が1年後も維持されていた．聴覚提示された1音（モーラ）を復唱してから書字を開始するまでに3秒以上を要した文字数も，カタカナで有意，ひらがなで有意傾向の減少を認めた．宇野ら[1]は対象児について，音韻能力や視覚認知の問題により，仮名1文字とモーラの1対1の対応関係を直接学習する従来の方法では仮名書字が十分に獲得されなかったと考えている．音での50音表を学習したうえで文字での50音表の書字を学習したことによって，これが1音から仮名1文字への直接的な変換経路をバイパスする経路として活用されたと考察している（**図2**）[3]．読みの二重経路（dual

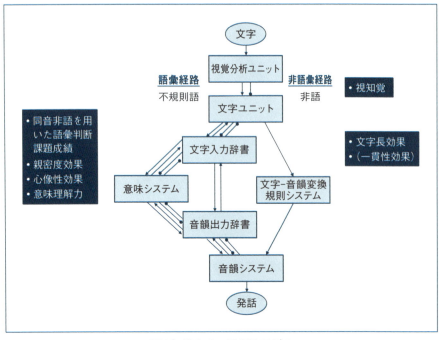

図3 ▶ 読みの二重経路モデル

(Coltheart M, Rastle K, Perry C, et al. : DRC : a dual-route cascaded model of visual word recognition and reading aloud. Psychol Rev, 108 : 204-256, 2001.[4] より和訳して引用)

route cascaded）モデル（図3）[4] は文字言語発達のモデルではないが，あえてこのモデルに則れば，対象児は視覚認知の問題により文字の視覚分析ユニットが十分に機能せず，また，音韻障害のため音列中の特定の音と，文字列中の特定の文字を対応させることにも困難があり，文字－音韻変換規則が構築されにくい状態であったととらえることが可能と思われる。

2. 漢字書字指導の実際

著者ら[5] の方法を紹介する。宇野らと同様に，良好な音声言語の記憶を活用した漢字書字練習の指導方法を報告している。

対象は3名の右利き男児である。いずれも全般的な知的発達，言語発

```
宿  a 宿題をしていたら ウ ちの イ ヌが 一 匹 白 くなった
    b 宿に帽子（ ウ ）をかぶった イ ヌが 百 匹いる
```

図4 ▶ 漢字書字訓練の聴覚法における文作成例

①文頭に練習する文字の読みを入れる。②漢字のどの要素が自力で書けるか確認する。③漢字の要素を記載順に組み合わせて書き方を示す短文を作成する。
　例えば百が書けない場合，aのように百も要素に分解して短文を作る必要があるが，百を自力で書ければbのような文を作ることも可能である。

達に遅れはなかったが，漢字書字の学習到達度は非常に遅れていた。単語逆唱での所要時間延長，ROCFTでの得点の低さ，線画同定課題での誤り数（お手つき数）の多さなどにより，音韻能力，視覚認知力が弱いと考えられたが，AVLTは良好で聴覚言語性記憶には明らかな問題はないと考えられた。この3名に対して音読と書字が3回連続してできなかった漢字を用いて，何度も写して書く方法（視覚法）と漢字の成り立ちを短文にして覚える方法（聴覚法，図4に例を記載）で練習を行い，効果を比較した。その結果，3名とも非訓練文字は書けるようにならなかった一方，視覚法，聴覚法いずれもベースライン期に比して書字可能な漢字が増加した。しかし，長期的な定着は聴覚法が有意に良好であった。この効果について著者ら[2]は，良好な音声言語の記憶が，音から文字形態への直接的な変換経路の迂回路として機能したのではないかと考察している。

　粟屋ら[6]は，著者ら[5]の聴覚法の適用について検討した。対象は14名（男児9名，女児5名）の発達性ディスレクシア児である。全例，全般的な知的発達に遅れはなかったが，STRAWあるいは独自に作成した中学生用の漢字書字課題における得点が同学年の典型発達児に比べて低かった。単語逆唱課題の正答数や所要時間，非語復唱課題のいずれかもしくは複数の課題での得点が低く，音韻認識に弱さがあると考えられた。また12名は，ROCFTの模写，直後再生，遅延再生，直後再生/模写（再生率），遅延再生/模写（再生率），線画の同定課題の正答数，誤り数，最初の絵を指さすまでの反応時間のいずれかが低く，視覚認知に

問題があると考えられた。これらの14名に対して、聴覚法と視覚法による漢字書字練習を行った結果、どちらの方法でもベースライン期に比べて有意に書字可能な漢字が増加した。しかし、12名では訓練終了後の維持期を含め、聴覚法での正答数が視覚法での正答数に比べて有意に多かった。両方法での効果に有意差がみられなかった2名は、他の12名と比較して視覚認知課題の得点が有意に高いことが確認された。このことから粟屋らは、視覚認知に何らかの問題のある発達性ディスレクシア例において、音声言語の記憶、語彙力に明らかな問題がなく、本人の意欲が確認されている場合、聴覚法の適用があるのではないかと述べている。

3. 読みの流暢性に対する訓練の実際

宇野ら[7]は、発達性ディスレクシア児に対して音読速度を向上させることをめざして認知神経心理学的アプローチによる訓練を実施した。対象は、STRAW-Rの速読課題において5つの刺激中、2つの刺激以上で、音読所要時間が同年齢の典型発達児の平均を1.5SD以上延長した小学3～5年生の13名である。この13名に対して、ランダムに出力された1列25文字のひらがなもしくはカタカナからなる無意味文字列を、正確にできるだけ速く音読する速読訓練を実施した。1列に含まれる文字と配列は列ごとにランダマイズされており、対象児は常に初めての文字列を音読することになる。1日に1列を正しく3回読むように指示され、誤った場合は3回正しく読めるまで繰り返しが求められた。6カ月から18カ月の練習の結果、全例で非訓練文字列の音読所要時間が有意に短縮した。STRAW-Rの速読課題における音読所要時間も短縮し、カタカナ非語刺激が11名、ひらがな、カタカナ単語、ひらがな非語刺激が10名、文章が9名で典型発達群との間に有意差が認められなくなった。この効果について宇野ら[7]は、二重経路モデルを用いて以下のように説明している。本研究で実施した無意味文字列の音読は、非語彙経路への直接的な訓練と考えられ、非語音読における所要時間の短縮につながった

と考えられる。一方，対象児における単語や文章の音読所要時間の短縮については，単語音読においても語彙経路と並列的に非語彙経路も活用されていると考えられており，この非語彙経路の処理速度が上がったため結果的に音読所要時間が短くなった可能性を指摘している。さらに文章においては，非語彙経路に依存して読まれると考えられる，初見に近いひらがなやカタカナの文字列や助詞の処理速度が上がったことも影響しているのではないかと考察している。

4. まとめ

　ここで紹介した3つの指導方法は，いずれも詳細な評価から認知神経心理学的に推定した障害構造に基づいて編み出されている。発達性ディスレクシアについては複数要因が関与している[8,9,10]と考えられることから，有効な指導方法も一様ではない可能性が想定される。認知機能に裏付けされた適切な介入方法のさらなる立案と，効果や適用に関する知見の積み重ねが求められる。

Reference

1) 宇野　彰, 春原則子, 金子真人, ほか：発達性読み書き障害児を対象としたバイパス法を用いた仮名訓練－障害構造に即した訓練方法と効果および適応に関する症例シリーズ研究－. 音声言語医学, 56：171-179, 2015.
2) 宇野　彰, 春原則子, 金子真人, ほか：改訂版標準読み書きスクリーニング検査（STRAW-R）－正確性と流暢性の評価－. インテルナ出版, 東京, 2017.
3) 春原則子：発達性ディスレクシアに対する根拠ある指導. 高次脳機能研究, 38：281-284, 2018.
4) Coltheart M, Rastle K, Perry C, et al.： DRC：A dual-route cascaded model of visual word recognition and reading aloud. Psychol Rev, 108：204-256, 2001.
5) 春原則子, 宇野　彰, 金子真人, ほか：発達性読み書き障害児における実験的漢字書字訓練－認知機能特性に基づいた訓練方法の効果－. 音声言語医学, 46：10-15, 2005.
6) 粟屋徳子, 春原則子, 宇野　彰, ほか：発達性読み書き障害児における聴覚法を用いた漢字書字訓練方法の適用について. 高次脳機能研究, 32：294-301, 2012.
7) 宇野　彰, 春原則子, 金子真人, ほか：発達性読み書き障害のある児童における無意味文字列の速読訓練による音読流暢性改善の効果. (投稿中)

8) King WM, Giess SA, Lombardino LJ : Subtyping of children with developmental dyslexia via bootstrap aggregated clustering and the gap statistic : comparison with the double-deficit hypothesis. Int J Lang Commun Disord, 42 : 77-95, 2007.
9) Wolf M, Bowers PG : The double-deficit hypothesis for the developmental dyslexia Journal of Educational Psychology. J Educ Psychol, 91 : 415-438, 1999.
10) 宇野　彰, 春原則子, 金子真人, ほか：発達性ディスレクシア（発達性読み書き障害）の背景となる認知障害－年齢対応対照群との比較－. 高次脳機能研究, 38 : 267-271, 2018.

Chapter 3　認知神経心理学的アプローチによる言語訓練

Topics　Semantic Feature Analysis Treatment

杏林大学保健学部リハビリテーション学科言語聴覚療法学専攻　石井　由起

臨床に役立つ　ワンポイントアドバイス

　Semantic Feature Analysis Treatment（SFA訓練）は，失語症の喚語障害の改善に有効だとする報告が多い．訓練の特徴は，意味ネットワーク構造と意味的プライミングの性質を利用し，その語に特有な複数の意味素性を活性化することで，目標語でない語を抑制し，目標語の音形を賦活させる手法と考えられる．積極的に意味素性を生成する過程が単語産生の強力な引き金になっている．海外では，さまざまな失語症タイプや重症度に適用されている．基本的な手続きでは6種類の意味素性の想起を求め，喚語を促す方法がとられており，意味素性の数や種類などを変更した方法もある．セラピストはSFA訓練の際に，クライエントの発話を適切に促すことで，クライエントが意味素性を手掛かりに喚語する手法を徐々に身につけ，自ら用いられるように促すことが肝要である．

Key word

喚語障害の訓練：言葉をスムーズに思い出せるようになるための言語訓練．
意味ネットワーク：意味記憶の構造のモデルの1つで，意味的類似性によって概念同士はネットワークで連結しているとするモデル．
self-cue：喚語障害の訓練で言葉を思い出すために自発的に用いられる手がかりのこと．

1. Semantic Feature Analysis（SFA）Treatmentとは

　Semantic Feature Analysis Treatment（意味素性分析訓練：SFA訓練）は，失語症の喚語障害に対する訓練法の一種である．American Speech Language Hearing Association（ASHA）の公式ホームページ[1]にSFA訓練が掲載されており（2023年現在），訓練効果の有効性があることから，一般的に用いられている．SFA訓練の原型は，脳外傷後の失語症に対して意味ネットワークを活性化させる方法としてYlvisakerらが1985年に考案した「feature analysis」[2]である．1995年にLowellら[3]やBoyleら[4]

が「Semantic Feature Analysis」の名称を用いて，脳卒中後の失語症例を対象とした呼称訓練の報告をしている。SFA訓練の特色は，語想起における単語検索過程の意味から語彙ネットワークにかけての段階に焦点をあてて喚語の促進を図る点にある。訓練効果が生じる認知神経心理学的な理論，SFAの適応，基本的手続き，留意点について述べる。

2. SFA訓練のベースとなる認知神経心理学的理論

　SFA訓練は，認知心理学における意味ネットワーク，プライミング効果の考えや認知神経心理学における単語産出モデルに基づいて考案された。意味記憶は，意味的類似性を元にネットワーク構造を有しているとされる[5]。意味は複数の概念同士の結合から成り立ち，意味的類似性によって概念同士がネットワークでつながっている。概念間の距離は意味的類似性が強いほど近くなることが，健常成人を対象とした意味的プライミングの実験によって確認されている。例えば，「赤」という概念は，「橙」「黄」「緑」などの概念との意味的距離は近く，「バラ」「朝日」などの概念との意味的距離は遠い。また意味的類似性のない「雲」「道路」などの概念とはネットワークをもたない。ある概念が活性化すると，それが並列的にネットワーク全体に拡散する。この活性は意味的距離により減衰するため，意味的距離の近い，密接な関係のある概念はより活性化されやすい。事物の有する意味は，複数の意味素性の集合体である。何かを話す時，われわれの脳内で賦活した意味の活性は，次の過程となる語彙ネットワークに伝わる。適切な喚語では，話したいという内容（意味）に該当する目標語を適切に選択する過程である語彙アクセスが重要となる。

　単語産出の代表的なモデルには，語彙の選択と音韻的符号化の2つの重要な段階が含まれる[6〜8]。意味ネットワークで意味素性が賦活すると，その活性化は次の段階の語彙ネットワークに伝わる。意味的プライミング研究では，通常，単一のプライム刺激を提示するが，プライム刺激を複数提示するマルチプライムという手法がある。意味的に関連した語を

マルチプライムとして提示した場合，語彙判断課題や呼称課題の反応時間が速くなるという促進効果がみられる[9,10]。また，マルチプライムで用いるプライム刺激の数が多くなると，それらとは意味的に無関係な語に対する語彙判断時間が延長するという抑制効果も示されている[10]。

3. SFA訓練の適用と効果の範囲

SFA訓練は，2000年代に入り，ほぼ毎年のように訓練効果についての報告があり，名詞呼称訓練[4,11~17]，動詞呼称訓練[18~21]，グループ訓練[22,23]や談話訓練[24,25]に適用されている。失語症のタイプや重症度もさまざまである。このようにさまざまな形態の訓練に適用され，システマティックレビューによればSFA訓練は訓練効果のあるセラピーとして結論付けられている[26,27]。ただし，どのような障害構造の症例に効果があるのかなどの実施の適用条件については，まだ明確になっていない。

訓練を行っていない非訓練語への般化効果があるとする報告[4,11~14,21,23]と，般化はないとする報告[15~20,22,24,25]があり，般化効果の報告は一貫していない。メタアナリシスでは，非訓練語が訓練語と意味的に関連のある場合，般化が得られると報告されている[28]。

Evansら[29]は，中等度の失語症である慢性期症例44名に対して4週間（4~5日/週，2セッション/日，1セッション約120分），集中的にSFA訓練を実施した。その結果，訓練中にcueを与えずとも患者自身が意味素性を産生できる数が多いほど治療への反応性がよかった。また失語症の重症度は，治療結果を予測する重要な因子であると指摘している。

SFA訓練は，日本語母語話者にも適用できる[30]。著者らは，日本語母語話者で喚語困難の訴えが持続している慢性期流暢性失語症2名にSFA訓練を行い，訓練および維持効果，非訓練語への般化を検討した。2名とも頻回な来院が困難だったため2週間に1回（40分）の頻度で実施した。また生成する意味素性に関して，四季の豊かな日本では，特に植物

Topics | Semantic Feature Analysis Treatment

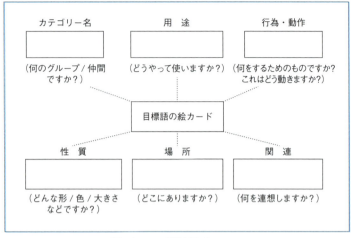

図1 ▶ SFA訓練用チャート

(Boyle M, Coehlo CA : Application of semantic feature analysis as a treatment for Aphasic dysnomia. Am J speech lang pathol, 4 : p. 96, 1995. [4] より和訳して引用)

において季節が特徴的な意味素性となるとして，6種類の意味素性のうち「場所」を「場所・時期/時季」と置き換えて行っている．その結果，訓練語はベースライン期に比べ正答率が有意に改善し，非訓練語の成績も改善し，般化効果を認めている．訓練終了2ヵ月後も効果は持続していた．

4．SFA訓練の基本的手続き

準備としては，目標語の絵カード，訓練用チャート，筆記用具の3点を用意する．図1にSFA訓練で使用するチャート例を示した．訓練用チャートは，用紙の中央に目標語の絵カードを配置するボックスを，その周辺に意味素性に関する質問ボックスを6つ配置してある．6つの意味素性とは，カテゴリー名 (group)，行為・動作 (action)，用途 (use)，場所 (location)，性質 (properties)，関連 (associations) である．訓練用チャートを作成する際には，中央に配置した絵とその周囲の意味素性がネットワークでつながっている視覚的イメージをもたせるように線を

① SFA訓練用のチャートの中心に絵カードを置き，目標語の呼称を求める。

　セラピスト　「これは何ですか？」
　クライエント「うーん，何だったかな」

② クライエントの呼称の正否にかかわらず，セラピストは6種類の意味素性について質問する。

　セラピスト「それでは，言葉を思い出しやすくするための手がかりを1つずつ思い出していきましょう。これは，何のカテゴリーの言葉でしたか」
　※クライエントが①で正答している場合「そうですね，これはりんごですね。それでは，りんごと関係する言葉を1つずつ確認していきましょう」

③ クライエントが適切な意味素性を答えられた場合

　クライエント「…果物かな？」
　セラピスト　「そうです，これは果物ですね」回答をチャートの該当箇所に記入する（クライエント自身が書ける場合は，書いていただいてもよい）

　クライエントが適切な意味素性を答えられなかった場合

　セラピストは選言質問を行う。
　クライエント「…出てこないな」
　セラピスト　「それでは，お手伝いしますね。これは文房具ですか果物ですか？」

　クライエントが選言質問でも適切な意味素性を答えられなかった場合

　セラピストは適切な意味素性を口頭で述べ，チャートの該当箇所に記入する。
　セラピスト「これは果物ですね」

④ 6種類の意味素性についての質問応答中に，クライエントが自発的に目標語を想起できた場合

　セラピストは正のフィードバックを与えると同時に，目標語を思い出す手段として意味素性を先に思い出す方法の使用を奨励する。
　クライエント「…あ！　これ，りんご，だったかな？」
　セラピスト　「その通りです，これはりんごですね。ご自分で思い出せましたね，素晴らしいです。関係する言葉を先に思い出すと，今みたいに言いたい言葉がでやすくなりますよ。この方法を使ってくださいね」

　6種類の意味素性をすべて記入してもクライエントが呼称できない場合

　セラピストは口頭で正答を述べ，名称の復唱を促す。

⑤ セラピストは書き出した意味素性を1つずつ読み上げ，クライエントとともに意味素性の内容を確認し，手続きを終了する。

　セラピスト「では，確認していきましょう。りんごは，果物ですね。りんごは，赤くて甘いですね。りんごは青森が有名ですね。りんごは，切って，食べるものですね。りんごはアップルパイに入っていますね。よろしいですか。それでは，次の言葉に移りましょう」

図2 ▶ SFA訓練の実施手順

りんごを目標語とした場合

書き込むとよい。また意味素性の名称だけでなく，意味素性の想起を促すプロンプト文（**図1**の各意味素性のボックス下部に記載されているカッコ内の句。例：用途…「どうやって使いますか？」）もあるとよい。Boyleら[4]が用いた手続きを**図2**に示した。意味素性の生成を促す質問応答は，対話調で行うように心がけるのが望ましい。

　目標語によっては6種類の意味素性についての質問があてはまらない語もある。その場合は，原則として，すべての意味素性について質問する必要はない。また，特に「性質」に関する質問のように，色・形・長さ・重さ・感触など複数の意味素性が回答として挙がった場合は，複数の意味素性の回答を1つのボックス内に記入してもよい。

　前述したように，SFA訓練は，意味ネットワークと意味的プライミングの性質を利用して，事物の有する意味素性の分析を通じて，意味ネットワークの活性を語彙ネットワークにつなげ，喚語の促進をねらった訓練法である。生成した意味素性をチャートに記入し，最終的にはすべての意味素性が視覚的に文字提示されるためマルチプライムの効果を得られやすい。SFA訓練の最終手続きでは，記入した正答とともに意味素性をセラピストが読み上げ，クライエントとともに内容を確認するステップが入る（例：「りんごは，果物ですね。りんごは，赤くて甘いですね。りんごは青森が有名ですね」「りんごは切って，食べるものですね」「りんごはアップルパイに入っていますね」）。このステップ時に，クライエントが意味素性を復唱（または音読）していても差支えはないので，止める必要はない。SFA訓練は，音声刺激，文字刺激を活用しており，聴理解・読解という複数の言語モダリティを通じて意味システムが活性すると思われる。意味素性を提示しているため，SFA訓練は意味セラピーと報告されることが多いが，意味素性と目標語の正しい音形（語形）を繰り返し提示しており，語彙セラピーの側面も持ち合わせていると推測される。

　意味素性をカテゴリー名，性質，関連の3種類に減らして効果を得ている報告[31]や，用途と場所を1つに統合して5種類で実施した報告[17]，ラベル名を変更して実施した報告[16]〔説明（group, description），機能

(function),状況(context),特徴(special features),その他／個人的な関連(other/personal)〕などの変法もみられる。またカテゴリー名,説明,機能,状況,個人的な関連の5種類の意味属性の枠を配置したチャートをコンピュータのディスプレイ上に提示する手法で実施し,説明,機能,状況の意味素性をそれぞれ3つ想起させる方法[29,32]もあり,実施方法自体も多様になってきている。

5. SFA訓練の留意点

通常は喚語の過程は潜在的過程であるが,SFA訓練はその過程を意識上に顕在化させている。セラピストが,クライエントにとっては自力で思い出すことの難しい意味素性をシステマティックに思い出す手法を提供し,手助けをしていく。これにより,失語症のある人々が語彙ネットワークにアクセスした際の目標語を正しく選択し,産生しやすくしている。著者が,SFA訓練を実際に行い,感じたセラピスト側の留意点は2つある。

❶ 質問の工夫

クライエントが目標語の特徴的な意味素性を想起できるように質問を工夫することである。例えば,場所に関する質問では,目標語の果物や野菜が「どこで採れますか」と尋ね,もし「畑」という回答であれば,どの果物,野菜にも共通した意味素性であり,喚語を促す意味素性としては弱い。この際,「この果物はどこが名産ですか,どの産地が有名ですか」と特徴的な意味素性の生成を促すプロンプトの提示が重要である。目標語の喚語を促すのは複数の意味素性だが,なかでもその語に特有な意味素性が最も目標語を喚起させやすいと考えられているからである[33]。また「関連」について質問する際は,「これ(目標語の事物)に関して,何か思い出はありますか」と個人的なエピソードも手がかりにできるよう促している。

❷ 導き役としての工夫

Ylvisakerら[2]も指摘しているように,クライエントが主体的に意味

素性を思い出せるようセラピストは導き役としての役目を担っていると自覚するとよい。複数の意味素性を思い出す手法を，喚語のself-cueとして用いられるようになれば，喚語困難のもどかしさの解消に少しでもつながるからである。著者はSFA訓練を行う際には，この訓練法は言葉を思い出す手段をクライエントが身につける訓練であること，言いたい言葉が出てこない時はその言葉に関連する言葉を思い出すことが有効であることを繰り返し伝えるようにしている。またクライエント自身が，意味素性を生成できた時には，「いいですね，その調子です」や「とてもいい手がかりを思い出せましたね，「それ（意味素性）が出ると，言葉も思い出しやすくなりますよ」のように，意味素性の生成を積極的に促す言葉かけを意識し，クライエントの意欲を引き出すようにしている。参考になると幸いである。

6. まとめ

SFA訓練は喚語過程に働きかけた訓練法であり，喚語障害の改善に効果的である。しかし，どのような障害構造を有している場合に適しているのか，般化効果は意味的に関連する語の範囲内で生じるのかなどについて不明な点も多い。日本語母語話者での研究の発展が望まれる。

Rererence

1) American Speech-Language-Hearing Association : Aphasia. https://www.asha.org/practice-portal/clinical-topics/aphasia/（参照日2023.09.12）
2) Haarbauer-Krupa J, Moser L, Smith G, et al. : Cognitive rehabilitation therapy : middle stages of recovery. In : Head Injury Rehabilitation : Children and Adolescents.（ed Ylvisaker M）. College-Hill Press, San Diego, pp.287-310, 1985.
3) Lowell S, Beeson PM, Holland AL : The efficacy of a semantic cueing procedure on naming performance of adults with aphasia. Am J Speech Lang Pathol, 4 : 109-114, 1995.
4) Boyle M, Coehlo CA : Application of semantic feature analysis as a treatment for Aphasic dysnomia. Am J Speech Lang Pathol, 4 : 94-98, 1995.
5) Collins AM, Loftus EF : A spreading-activation theory of semantic processing.

Psychol Rev, 82 : 407-428, 1975.
6) Levelt WJM, Roelofs A, Meyer AS : A theory of lexical access in speech production. Behav Brain Sci, 22 : 1-75, 1999.
7) Dell GS, O'Seaghdha PG : Mediated and convergent lexical priming in language production : a comment on Levelt et al.（1991）. Psychol Rev, 98 : 604-614, 1991.
8) Dell GS, Schwartz MF, Martin N, et al. : Lexical access in aphasic and nonaphasic speakers. Psychol Rev, 104 : 801-838, 1997.
9) Balota DA, Paul ST : Summation of activation : evidence from multiple primes that converge and diverge within semantic memory. J Exp psychol Learn Mem Cogn, 22 : 827-845, 1996.
10) 岡　直樹：プライミング効果を手がかりとした知識検索の効率性に関する研究. 北大路書房, 京都, pp.85-96, 2007.
11) Massaro M, Tompkins CA : Feature analysis for treatment of communication disorders in traumatically brain injured patients : an efficacy study. Clinical Aphasiology, 22 : 245-256, 1994.
12) Coelho CA, McHugh RE, Boyle M : Semantic feature analysis as a treatment for aphasic dysnomia : a replication. Aphasiology, 14 : 133-142, 2000.
13) Boyle M : Semantic feature analysis treatment for anomia in two fluent aphasia syndromes. Am J Speech Lang Pathol, 13 : 236-249, 2004.
14) Davis LA, Stanton ST : Semantic feature analysis as a functional therapy tool. Contemp Issues Commun Sci Disord, 32 : 85-92, 2005.
15) Marcotte K, Ansaldo AI : The neural correlates of semantic feature analysis in chronic aphasia : discordant patterns according to the etiology. Semin Speech Lang, 31 : 52-63, 2010.
16) DeLong C, Nessler C, Wright S, et al. : Semantic feature analysis : further examination of outcomes. Am J Speech Lang Pathol, 24 : S864-S879, 2015.
17) Mehta SV, Isaki E : A modified semantic feature analysis approach with two individuals with chronic aphasia. Contemp Issues Commun Sci Disord, 43 : 129-138, 2016.
18) Wambaugh JL, Ferguson M : Application of semantic feature analysis to retrieval of action names in aphasia. J Rehabil Res Dev, 44 : 381-394, 2007.
19) Wambaugh JL, Mauszycki S, Wright S : Semantic feature analysis : application to confrontation naming of actions in aphasia. Aphasiology, 28 : 1-24, 2014.
20) Kristensson J, Behrns I, Saldert C : Effects on communication from intensive treatment with semantic feature analysis in aphasia. Aphasiology, 29 : 466-487, 2015.
21) Knoph MI, Lind M, Simonsen HG : Semantic feature analysis targeting verbs in a quadrilingual speaker with aphasia. Aphasiology, 29 : 1473-1496, 2015.

22) Antonucci SM : Use of semantic feature analysis in group aphasia treatment. Aphasiology, 23 : 854-866, 2009.
23) Falconer C, Antonucci SM : Use of semantic feature analysis in group discourse 34 treatment for aphasia : extension and expansion. Aphasiology, 26 : 64-82, 2012.
24) Rider JD, Wright HH, Marshall RC, et al. : Using semantic feature analysis to improve contextual discourse in adults with aphasia. Am J Speech Lang Pathol, 17 : 161-172, 2008.
25) Peach RK, Reuter KA : A discourse-based approach to semantic feature analysis for the treatment of aphasic word retrieval failures. Aphasiology, 24 : 971-990, 2010.
26) Maddy KM, Capilouto GJ, McComas KL : The effectiveness of semantic feature analysis : an evidence-based systematic review. Ann Phys Rehabil Med, 57 : 254-267, 2014.
27) Efstratiadou EA, Papathanasiou I, Holland R, et al. : A systematic review of semantic feature analysis therapy studies for aphasia. J Speech Lang Hear Res, 61 : 1261-1278, 2018.
28) Quique YM, Evans WS, Dickey MW : Acquisition and generalization responses in aphasia naming treatment : a meta-analysis of semantic feature analysis outcomes. Am J Speech Lang Pathol, 28 : 230-246, 2019.
29) Evans WS, Cavanaugh R, Gravier ML, et al. : Effects of semantic feature type, diversity, and quantity on semantic feature analysis treatment outcomes in aphasia. Am J Speech Lang Pathol, 30 : 344-358, 2021.
30) 石井由起, 春原則子 : 日本語慢性期流暢性失語症2例への Semantic Feature Analysis (SFA) による呼称訓練の効果. 高次脳機能研究, 38 : 422-428, 2018.
31) Hashimoto N, Frome A : The use of a modified semantic features analysis approach in aphasia. J Commun Disord, 44 : 459-469, 2011.
32) Gravier ML, Dickey MW, Hula WD, et al. : What matters in semantic feature analysis : Practice-related predictors of treatment response in aphasia. Am J Speech Lang Pathol, 27 : 438-453, 2018.
33) Lombardi L, Sartori G : Models of relevant cue integration in name retrieval. J Mem Lang, 57 : 101-125, 2007.

索　引

欧文

50音表 ……………… 223
accuracy rate …………… 99
agglutinative …………… 17
Akaike's Information
　　Criterion (AIC) ……… 106
analysis of variance
　　(ANOVA) …………… 99
anterior temporal lobe
　　(ATL) ………………… 22
BCCWJ均衡コーパス … 96
body ……………………… 26
boundaries ……………… 108
Box-cox power
　　transformation ……… 104
Broca失語 ………… 78, 165
Broca野 ………………… 156
Camel and Cactus Test
　　(CCT) ………………… 37
CC動詞 ………………… 172
centering ……………… 103
consistency …………… 91
consistent word ……… 91
data transformation …… 104
division of labor ……… 27
domain general ……… 155
domain specific ……… 155
DPモデル ……………… 164
dual-route cascaded model
　　(DRCモデル)
　　……………… 18, 52, 134
D構造 …………………… 157
error rate ……………… 99

estimated marginal
　　means ……………… 108
fixed effects …………… 101
fMRI …………………… 21
fusiform face area
　　(FFA) ………………… 21
Gerstmann症候群 ……… 77
GPC規則 ……………… 18
herpes simplex virus
　　encephalitis (HSVE) … 28
inconsistent word ……… 91
inflectional ……………… 16
introspection …………… 62
item analysis …………… 99
LARCエラー ……… 26, 129
learning effect ……… 102
least-squares means … 108
letter by letter reading
　　(LBL) ………………… 20
lexical decision task …… 99
linear mixed-effects models
　　(LME) ………………… 99
linguistic traits ………… 103
mental lexicon ………… 99
MRCデータベース …… 88
N400 …………………… 70
Napier's constant ……… 104
natural logarithm ……… 104
neighbor ………………… 27
normal distribution …… 104
NTTデータベース … 88, 96
odd word out課題 …… 192
outliers ………………… 108
PALPA ………………… 180

participant analysis …… 99
PDPモデル ……………… 52
phonological dyslexia … 130
positron emission
　　tomography (PET) … 82
prosopagnosia ………… 21
psychological traits …… 103
pure alexia ……………… 20
quasi-regular …………… 14
random effects ………… 101
random intercept ……… 106
reaction time …………… 99
reference ……………… 107
rhyme ……………… 15, 166
RISP訓練 ………… 199, 200
ROI ……………………… 22
SALA失語症検査
　　………………… 180, 181
SALAの下位テスト …… 183
SALAのモデル ………… 182
self-cue ………………… 229
semantic aphasia (SA)
　　………………………… 37, 85
semantic dementia
　　(SD) ………………… 28, 85
Semantic Feature Analysis
　　Treatment …………… 229
surface dyslexia ……… 129
S構造 …………………… 158
temporal lobe epilepsy
　　(TLE) ………………… 36
transcortical sensory aphasia
　　(TSA) ………………… 41

transcranial magnetic stimulation (TMS) … 34
trial …………………… 103
U-fiber ………………… 25
valence ………………… 33
visual word form area（VWFA）…………… 20
voxel-based lesion-symptom mapping（VLSM）… 20
word familiarity ……… 88

あ

赤池情報量規準………… 106
誤りの種類……… 186, 187
安静時fMRI ……………… 31
安静時機能的MRI……… 82
イタリア語…………… 148
一段動詞…………… 17, 169
一様分布………………… 93
一貫活用……………… 167
一貫語… 21, 27, 91, 95, 125
一貫性…… 16, 88, 95, 157
一貫性効果… 27, 125, 153, 167
一貫動詞……………… 167
逸脱したデータ………… 108
意味記憶障害…………… 27
意味・語彙結合………… 115
意味コントロールのネットワーク ……………… 42
意味システム……… 54, 112, 181, 182, 187, 191
意味システムの障害…… 191
意味失語………… 37, 40, 85
意味性錯語…………… 113
意味性錯読…………… 131
意味性認知症……… 28, 85
意味選択課題…………… 87
意味層…………………… 14
意味素性分析訓練……… 229

意味的誤り…………… 186
意味的語彙経路……… 128
意味的プライミング効果 ……………………… 70
意味ネットワーク…… 229
意味のコントロール…… 40
意味表象………………… 19
意味役割……………… 159
意味連合検査…………… 39
色刷り骨相学…………… 11
韻……………………… 15
迂回路………………… 225
迂言…………………… 113
運動記憶……………… 208
エピソード記憶………… 42
エルマン・ネットワーク… 161
遠非語………………… 173
尾子音（coda）………… 15
音韻キュー……………… 40
音韻構成要素分析（PCA）……………………… 197
音韻失読……… 23, 130, 208
音韻出力辞書……… 54, 112, 191, 194, 195
音韻出力配列………… 191
音韻出力配列の障害…… 201
音韻出力バッファー…… 112
音韻処理……………… 210
音韻性錯語…………… 113
音韻層…………… 14, 212
音韻的誤り…………… 187
音韻認識課題………… 221
音韻表象………… 19, 112
音韻列………………… 112
音韻列辞書…………… 149
音韻レベルの障害…… 165
音声単語親密度………… 88
音素システム…………… 55
音素数…………………… 95

音読課題………………… 87
音読潜時………… 91, 93, 94
音読速度……………… 226
音便化………………… 169
音読み…………………… 91

か

下位概念………………… 31
改訂版標準読み書きスクリーニング検査（STRAW-R）……………… 151, 221
下位テスト…………… 185
顔認知…………………… 21
核（nuclear）…………… 15
学習効果……………… 102
画数……………… 90, 94, 95
獲得年齢………………… 95
隠れ層…………………… 57
過去形…………… 13, 161
過去形生成論争……… 161
下縦束……………… 29, 32
仮説に基づくセラピー… 207
下前頭・後頭束………… 32
画像診断………………… 75
課題の作り方………… 187
活性化拡散理論… 111, 114
活用一貫性……… 167, 171
活用形…………… 90, 169
活用パタン…………… 168
仮名単語のキーワード… 214
仮名文字の読み書き指導 ……………………… 221
喚語困難……………… 187
漢字書字練習の指導方法 ……………………… 224
漢字単語のキーワード… 213
感情価…………………… 33
関心領域………………… 22
願望形………………… 170
慣用句…………………… 40

索　引

擬似的意味経路……… 26
基準………………………107
基準子音…………………171
基準母音…………………171
規則………………………155
規則化……………………174
規則化錯読………………129
規則語…………… 27, 125
規則性効果…… 12, 16, 125, 162
規則綴り………………… 23
規則動詞……… 14, 155, 161
機能構築モデル…………111
機能的二重乖離… 124, 136
基本概念………………… 31
基本形…………… 13, 161
基本語尾………………… 17
客観性…………………… 63
急性疾患………… 35, 36
境界値……………………108
局所表現………………… 59
近非語……………………173
キーワード法…… 206, 213
空間周波数……………… 20
具象性…………………… 90
具体性…………………… 90
屈折語…………… 16, 168
訓読み…………………… 91
計算論的認知神経心理学
　　……………………133
形式性錯語………………117
経頭蓋磁気刺激法……… 34
競馬モデル……………… 18
言語運用…………………175
言語的特性………………103
言語能力…………………175
言語の恣意性…………… 39
検査項目………………… 87
減算性…………… 77, 123

減衰速度…………………116
現代日本語書き言葉均衡コーパス（BCCWJ）……… 89
ケンブリッジ意味検査… 37
ケース・シリーズ（症例集積）研究……… 11, 81, 137
語彙・音韻結合…………115
語彙化錯読………………130
語彙経路…… 52, 127, 148, 149, 153, 212, 227
語彙処理………… 149, 153
語彙性………………180, 186
語彙性効果…… 23, 126, 174
語彙性判断課題…… 87, 99
語彙選択…………………157
語彙特性………… 87, 88
語彙判断…………………114
語彙判断課題……………149
語彙表象…………………112
項構造…………… 159, 160
鉤状束…………………… 32
膠着語…………… 17, 168
行動主義………………… 64
行動主義心理学………… 73
行動の刺激独立性……… 65
項目分析………………… 99
語音分析…………………114
語音聾……………………113
語幹………………………169
語義失語………………… 39
語義聾……………………114
語形聾……………………114
呼称………………………203
呼称訓練…………………190
呼称障害………… 35, 190
個人差…………… 29, 138
五段動詞………… 17, 169
語長………………………157
語長効果…………………186

固定効果…………………101
古典的失語型…………… 78
古典的条件づけ………… 65
誤答率…………………… 99
語と規則理論…………… 18
語特性…………………… 87
諺………………………… 40
コネクショニスト・アプローチ…… 52, 134, 138, 160
コネクショニスト・モデル
　　………………… 18, 52
コネクショニズム… 14, 155
誤反応分析………………152
語末拍……………………172
語連想課題……………… 87
混合性の錯語……………116
コンピュータ・シミュレーション……………………111

さ

最外包複合体…………… 22
再学習…………… 25, 35
最小二乗平均値…………108
子音動詞…………………169
視覚的分析……………… 53
視覚特徴ユニット……… 53
視覚認知課題……………221
視覚分析ユニット
　　…………… 149, 150
視覚法……………………225
刺激独立性……………… 66
刺激の統制……………… 88
試行順序…………………103
自己キュー………………215
自然対数…………………104
実行制御…………………175
失語症……………………155
失語症語彙検査…………180
失文法……………………159
失文法発話………………120

索　引

シナプス結合 13
自発話 203
シミュレーション 23, 133
シミュレーション・モデル 52
主観的 96
熟字訓 91
主題関係 120
出現頻度 88
出現頻度効果 124
述語項構造 120
準規則的 14
純粋失読 20
上位概念 31
障害構造 220
象関連電位 69
症候群 72, 77
表層失読 129
情報処理モデル 73
助動詞 169
処理要素（過程） 184
シルヴィウス裂周辺領域 26
神経心理学 10
深層失読 13, 131
心像性 16, 88, 157, 180, 183, 186
心像性効果 12, 114, 125, 145, 152, 153
心的辞書 14, 59, 99
親密度 16, 30, 87, 88, 92, 180, 183, 186
親密度効果 42, 124, 145, 153
心理言語学的変数 180, 183, 186, 187
心理的特性 103
推定周辺平均 108
スポーク 31

正規分布 92, 104
生成文法理論 155
正答率 99
線形混合効果モデル 99
前言語符号 157
宣言的記憶 164
前交連 35
全失語 41
層 14
相互主観性 64
相貌失認 21, 35
側性化 21
側頭極 30
側頭葉前部 22
側頭葉てんかん 36
速読課題 226

た

ダイアグラム・メーカー 10
大脳機能異常部位 144
タイプ頻度 172, 174
多義語 90
多義性効果 22, 70
タ系語尾 17
単一機構モデル（仮説） 14, 155
単一症例研究 11, 12, 124
単一症例の検討 76, 77
段階的ハブ仮説 33
短期貯蔵庫 113
単語出現頻度 89
単語心像性 90
単語属性 216
単語と規則理論 156
単純解離 79
単純ヘルペス脳炎 28
短単位 89
単語選定 87
逐字読み 20

中間層 14, 24, 57
中心化 103
聴覚的音韻分析システム 112
聴覚入力辞書 112
聴覚法 225
聴覚領域 32
長単位 89
超皮質性混合失語 33, 41
直接的介入 206
ディストラクター 187
丁寧形 172
敵 16
手続き記憶 164
デフォルト 17
デミハブ 35
典型語 27, 91, 125
典型性 30
典型性効果 31
伝導失語 25, 41
伝統的言語観 155
データ変換 104
データベース 87
島 22
同音疑似語 126, 173
同音擬似語効果 126
同義語処理 90
統語処理 158
統語の障害 165
同字異音語 91
頭子音（onset） 15
動詞活用 13, 156
動詞バイアス 160
透明性 77
特異性 30
友達 16
トライアングル・モデル 24, 52, 134, 135, 212
トークン一貫性 16

242

索　引

な

内観法……………………… 62
二重乖離…… 11, 75, 79, 80
二重機構仮説…… 155, 162
二重機構モデル………… 14
二重経路カスケード（DRC）
　モデル……… 13, 52, 145
二重経路モデル…… 52, 126,
　　　　　　183, 211, 226
二方向性………………… 39
ニューラル・ネットワーク
　………………… 13, 155
認知言語学…………… 155
認知神経科学……… 10, 82
認知神経心理学
　………………10, 123, 220
認知神経心理学的評価
　………………… 180, 220
認知心理学…………… 10
ネイピアの定数………… 104

は

背側経路………………… 29
配当学年……………… 153
バイパス的介入………… 206
白質線維………………… 25
白質トラクトグラフィー
　………………………… 82
箱矢印モデル…………… 75
発達性読み書き障害…… 144
発達性ディスレクシア …144,
　　　220, 221, 225, 227
ハブ……………………… 31
ハブとスポーク理論…… 31
ハングル……………… 148
範疇特異性……………… 34
反応時間………………… 99
非一貫活用…………… 167
非一貫語…………… 27, 91

非一貫典型語……… 22, 95
非一貫動詞…………… 167
非一貫非典型語………… 95
非一貫例外語…………… 22
非意味的語彙経路…… 128
非過去…………………… 17
被験者分析……………… 99
非語…………… 126, 167
非語彙経路… 52, 127, 148,
　　149, 153, 182, 186, 212,
　　　　　　　　　　　227
非語彙処理…………… 148
非語音読……………… 226
非語動詞……………… 170
皮質間結合……………… 25
皮質内結合……………… 25
ビット演算……………… 68
否定形………………… 172
非典型語…… 27, 91, 125
非同音非語…………… 210
表記妥当性………… 16, 215
標準抽象語理解力検査… 39
表象……………………… 67
表層失読………………… 13
病巣症状対応……… 72, 74
ひらがな音読………… 145
頻度… 16, 87, 95, 157, 180,
　　　　　　　　　　　183
頻度効果… 16, 42, 114, 162
不規則語………………… 27
不規則綴り……………… 23
不規則動詞…… 14, 155, 161
複雑度…………………… 90
複数要因……………… 227
腹側経路………………… 29
部首……………………… 91
普遍性…………………… 77
普遍性の仮定………… 123
分業………………… 22, 27

分散表現………………… 59
分散分析…………… 94, 99
文法…………………… 156
文法カテゴリー……… 169
文法規則………………… 14
文法処理……………… 157
文理解課題……………… 87
並列分散処理……… 52, 82
変量効果……………… 101
母音動詞……………… 169
紡錘状回………………… 20
紡錘状回顔野…………… 21
補完現象………………… 38
母集団…………………… 92
掘り下げテスト……… 209

ま

マッピング…………… 118
慢性疾患………………… 36
文字－音韻変換規則 ……224
文字音声単語親密度…… 88
文字重なり数…………… 95
文字出現頻度…………… 90
文字素－音素変換規則システ
　ム……………………… 54
文字単語親密度…… 88, 215
文字長効果……… 144, 145
文字に対する親密度…… 91
文字の視覚分析ユニット
　……………………… 224
文字表象………………… 19
文字頻度………………… 95
文字ユニット…………… 53
モジュール……… 12, 51, 75
モジュール性… 12, 79, 123
文字列辞書… 145, 149, 153
文字列入力辞書………… 54
モダリティ……………… 38
モーラ数………………… 95

索　引

や

ユニット……………… 13
ユニット結合の重み…… 116
用法基盤モデル………… 160
読み……………………… 91
読みの一貫性…………… 91
読みの一貫性効果……… 91
読みの二重経路………… 223
読みの流暢性…………… 226

ら

ランダムサンプリング
　　　………………… 87, 92
ランダム切片…………… 106
領域一般的………… 43, 155
領域特異的………… 12, 155
隣接語………… 27, 126, 167
隣接語数………………… 95
類音的…………………… 26

例外……………………… 23
例外語……………… 21, 27
例外綴り………………… 24
レキシコン…… 14, 155, 181
連想記憶………………… 167
ロゴジェン・モデル
　　　……… 10, 112, 180, 190

わ

ワーキング・メモリ…… 175

日本高次脳機能障害学会サテライト・セミナー

注意と意欲の神経機構

日本高次脳機能障害学会　教育・研修委員会　編

『注意』と『意欲』をどのように捉え、そしてその障害にどうアプローチしていけばよいのか。
「Bálint症候群」「脱抑制症候群」「デフォルトモードネットワーク」「アパシー」等、臨床上見逃せない症候、トピックスを取り上げ深く追求した1冊。必携です!!

絶賛発売中!!

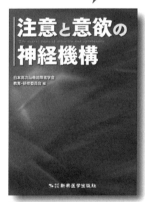

● 「はじめに」より

　注意と意欲の臨床は、広汎な領域にわたっていて、これまであまり深く追求されることのなかった多くの興味深い問題を我々に呈示していた。（中略）「Bálint症候群」や「Klüver-Bucy症候群」など従来からよく名の知られた症候もあれば「Action disorganization syndrome」、「脱抑制症候群」など、一見、目新しい、しかし大きく臨床家の注目をひきつつある症候、さらに無視症候群に覆われてややもすれば気づかれずにいる重要な「消去現象」、さらに、うつ状態との鑑別の視点がとりわけ最近重視されている「アパシー」などについて、気鋭の秀逸な著者のご寄稿をうることができた。結果的に、臨床の視点だけからみても、はなはだ魅力ある内容になったように思う。（中略）そして最後に、本格的な「注意障害と意欲障害のリハビリテーション」論によってしめくくられる。率直なところ、これまで、必ずしも積極的なアプローチが試みられてきたとはいえない領域に対する、きわめて意欲的な論考である。困難ではあったが、まことに意義深いユニークな書が上梓されることになった。

A5判　280頁
定価　：　本体価格4,200円＋税
ISBN　：　978-4-88002-850-7

● 主要目次

第Ⅰ章　注意・意欲の捉え方
1. 注意の新しい捉え方
2. 意欲の新しい捉え方
3. 標準注意検査法・標準意欲評価法CATSの臨床的意義
4. 注意・意欲・意義 ―志向性の神経心理学―

第Ⅱ章　注意障害・意欲障害の臨床
1. Action disorganization syndrome
2. Bálint症候群
3. 消去現象の病態と注意機構
4. うつとアパシー
5. Klüver-Bucy症候群
6. 脱抑制症候群

第Ⅲ章　トピックス
1. 注意とメモリー・トレース
　　―言語性短期記憶（STM）との関連で―
2. デフォルトモードネットワークと注意

第Ⅳ章　治療
1. 注意障害・意欲障害の経過
2. 注意障害のリハビリテーション
3. アパシーの薬物治療、リハビリテーション
　　―脳損傷後の発動性低下, disorders of diminished motivation（動機減少障害）に対して

株式会社 新興医学出版社
〒113-0033　東京都文京区本郷6-26-8
TEL. 03-3816-2853　FAX. 03-3816-2895
http://www.shinkoh-igaku.jp
e-mail: info@shinkoh-igaku.jp

日本高次脳機能障害学会サテライト・セミナー

頭部外傷と高次脳機能障害

一般社団法人 日本高次脳機能障害学会　教育・研修委員会　編

飛躍的に進歩し続ける「頭部外傷」と「高次脳機能障害」に関する理解。神経心理学や臨床医学にとどまらず，頭部外傷に関わる多様な社会問題にもスポットをあてる！

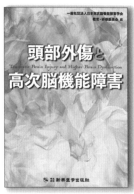

A5判　264頁
定価：本体価格4,600円＋税
ISBN：978-4-88002-868-2

● 「序に代えて」より

　本書は文字通り，頭部外傷とそれがもたらす高次脳機能への影響に関して，基礎から臨床に至るまでの最新の情報を集積したものである。頭部外傷の疫学的実態，受傷機転や発症メカニズム，外傷による高次脳機能障害の症候学などを概説している。さらに，強調したいのは，頭部外傷の影響は単に神経心理学や臨床医学にとどまらず，社会の中で考えるべき問題を数多く含んでいる。たとえば頭部外傷による心理的影響，自動車運転再開の是非や，幼少時に頭部外傷を受けた児童の教育などである。本書が頭部外傷に関するこれら多様な問題を改めて考える機会となれば幸いである。

● 主要目次

第Ⅰ章　序章
頭部外傷をめぐる最近の知見

第Ⅱ章　頭部外傷とは
1. 頭部外傷の疫学
2. 頭部外傷の原因
3. 頭部外傷の画像所見
4. 脳外傷による高次脳機能障害とMTBI（軽度脳外傷）後の脳振盪後症候群
5. 頭部外傷の神経病理
6. 反復性軽度頭部外傷によって引き起こされる遅発性の病態：慢性外傷性脳症（CTE）

第Ⅲ章　頭部外傷の症候学
1. 頭部外傷後の注意障害
2. 頭部外傷後の記憶障害
3. 頭部外傷後の前頭葉機能障害
4. 頭部外傷後の社会的行動障害

第Ⅳ章　頭部外傷の評価と対応
1. 頭部外傷後の評価
2. 頭部外傷後の心理症状や社会的行動障害に対する介入―認知行動療法と動機づけ面接法について―
3. 頭部外傷および高次脳機能障害とPTSD
4. 頭部外傷後の運転再開とその評価

第Ⅴ章　終章
頭部外傷後の高次脳機能障害に対する対応と施策

株式会社 新興医学出版社
〒113-0033　東京都文京区本郷6-26-8
TEL. 03-3816-2853　FAX. 03-3816-2895
http://www.shinkoh-igaku.jp
e-mail: info@shinkoh-igaku.jp

人間の脳はかくもミステリアス
超豪華執筆陣によるサテライトセミナープロシーディング

対象認知・空間認知, 病態理解の障害

一般社団法人 日本高次脳機能障害学会　教育・研修委員会 編

今回は、視覚失認、視空間認知、聴覚認知、身体認知、病態失認など、多様な失認症状を幅広い視点から取り上げました。
脳神経内科、リハビリテーションの日常臨床で出会う脳の不思議を本書で解き明かします。

● 「序文」より

2019年11月30日に仙台国際センターで、第43回日本高次脳機能障害学会学術総会サテライト・セミナー「対象認知・空間認知, 病態理解の障害」が開催されました。本書はこのセミナーの内容を核として、(狭義の)「認知」機能とその症候をまとめたものです。

本書と姉妹書にあたる、これまでのサテライト・プロシーディングシリーズには、「伝導失語」「注意と意欲の神経機構」「超皮質性失語」「頭部外傷と高次脳機能障害」「錯語とジャルゴン」「行為と動作の障害」「進行性失語」などがありますが、ご覧の通り、「感覚情報の処理, あるいは身体内外の状況の認知」機能とその症候に関しては、これまで取り上げられずにきました。

言語や行為は、それぞれがある程度独立した、特異な脳内処理によって支えられていますが「認知」も、また「認知」に特化した、特異な脳内処理によって成立しています。本書からは、こうした認知機能特有の処理の仕方とその障害について知ることができ、さらにこれらのリハビリテーションについても学ぶことができます。読者の皆さんにとって有用な一冊となれば、幸いです。

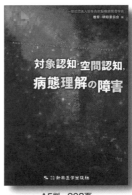

A5判・208頁
定価：本体価格3,900円＋税
消費税10%込（4,290円）
ISBN：978-4-88002-878-1

● 主要目次

Chapter1　認知障害の評価
1. 失認の評価法, 標準高次視知覚検査

Chapter2　視覚認知の障害とその関連障害
1. 統覚型, 統合型視覚失認
2. 連合型視覚失認と視覚失語
3. 相貌失認, 街並失認
4. 色彩認知障害

Chapter3　意味記憶と多様式失認
1. 意味記憶と多様式失認

Chapter4　視空間認知の障害とその関連障害
1. 視空間認知の障害
2. バリント症候群

Chapter5　聴覚認知の障害
1. 聴覚失認

Chapter6　ゲルストマン症候群
1. ゲルストマン症候群

Chapter7　身体認知の障害
1. 身体認知の障害

Chapter8　病態理解の障害
1. 病態失認

Chapter9　リハビリテーション
1. 視覚失認のリハビリテーション
2. 視空間失認のリハビリテーション

株式会社 新興医学出版社
〒113-0033　東京都文京区本郷6-26-8
TEL. 03-3816-2853　FAX. 03-3816-2895
http://www.shinkoh-igaku.jp
e-mail: info@shinkoh-igaku.jp

内容紹介

認知神経心理学の登場により，失語症の言語症状に関する詳細な分析が行われるようになりました。現在，認知神経心理学的分析に基づく失語症言語治療は，標準的治療法としてその妥当性が認められています。言語を中心とした認知神経心理学の発展と現在の動向について，わが国で本領域を牽引してきたエキスパートに解説していただきました。

© 2025 第1版発行　2025年1月6日

言語の認知神経心理学

（定価はカバーに表示してあります）

一般社団法人 日本高次脳機能学会
教育・研修委員会 編

検印省略

発行者　　　林　　峰　子
発行所　株式会社 新興医学出版社
〒113-0033 東京都文京区本郷6丁目26番8号
電話　03（3816）2853　　FAX 03（3816）2895

装丁　清原一隆（KIYO DESIGN）

印刷　株式会社 藤美社　　ISBN 978-4-88002-917-7　　郵便振替　00120-8-191625

- 本書の複製権・上映権・譲渡権・公衆送信権（送信可能化権を含む）は株式会社新興医学出版社が保有します。
- 本書を無断で複製する行為（コピー、スキャン、デジタルデータ化など）は、著作権法上での限られた例外（「私的使用のための複製」など）を除き禁じられています。研究活動、診療を含み業務上使用する目的で上記の行為を行うことは大学、病院、企業などにおける内部的な利用であっても、私的使用には該当せず、違法です。また、私的使用のためであっても、代行業者等の第三者に依頼して上記の行為を行うことは違法となります。
- [JCOPY]〈出版者著作権管理機構 委託出版物〉
本書の無断複製は著作権法上での例外を除き禁じられています。複製される場合は、そのつど事前に、出版者著作権管理機構（電話 03-3513-6969、FAX 03-3513-6979、e-mail：info@jcopy.or.jp）の許諾を得てください。